新冠肺炎诊疗应急工作手册

张　玉　汪宏波　金　阳◎主　编

华中科技大学同济医学院附属协和医院（西院）◎组织编写

中国出版集团
世界图书出版公司
广州·上海·西安·北京

图书在版编目(CIP)数据

新冠肺炎诊疗应急工作手册 / 张玉，汪宏波，金阳主编. —广州：世界图书出版广东有限公司，2020.3

ISBN 978-7-5192-7364-4

Ⅰ. ①新… Ⅱ. ①张… ②汪… ③金… Ⅲ. ①日冕形病毒—病毒病—肺炎—诊疗—手册 Ⅳ. ①R563.1-62

中国版本图书馆 CIP 数据核字(2020)第 054341 号

书　　名	新冠肺炎诊疗应急工作手册 XINGUANFEIYAN ZHENLIAO YINGJI GONGZUO SHOUCE
主　　编	张　玉　汪宏波　金　阳
责任编辑	康琬娟　张柏登
责任技编	刘上锦
出版发行	世界图书出版广东有限公司
地　　址	广州市海珠区新港西路大江冲 25 号
邮　　编	510300
电　　话	(020)84460408
网　　址	http://www.gdst.com.cn/
邮　　箱	wpc_gdst@163.com
经　　销	新华书店
印　　刷	广州市怡升印刷有限公司
开　　本	880 mm×1 230 mm　1/32
印　　张	4　插页 1
字　　数	120 千字
版　　次	2020 年 3 月第 1 版　2020 年 3 月第 1 次印刷
国际书号	ISBN 978-7-5192-7364-4
定　　价	30.00 元

《新冠肺炎诊疗应急工作手册》

编 委 会

主　编　张　玉　汪宏波　金　阳

副主编　郜　勇　李云程　张建初　孙　鹏

主　审　程范军

编　委　蔡培珊　蔡雪峰　曹雄晶　陈　辉　陈　瑞
陈向东　陈　颖　程范军　范　恒　范允舟
付朝晖　高金波　郜　勇　韩晓丹　韩　扬
贺新良　胡晓敏　胡　豫　黄俐荣　江　莉
金　阳　黎　钢　李　迪　李　杰　李　军
李　林　李明洁　李　姗　李寿彭　李毅清
李云程　梁　波　林　云　刘德翰　刘　倩
刘义兰　龙洪波　罗　健　聂冰清　潘　峰
钱　英　邱　慧　苏　颖　苏玉永　孙　鹏
唐　庆　汪宏波　王　华　王　静　王维慈
王雅丹　吴　欣　吴艳艳　肖维民　邢　辉
熊莉娟　熊占路　徐　芳　徐远达　杨　光
杨　炼　姚尚龙　尹　娟　袁　凤　曾华松
曾想枝　张丹青　张建初　张挪富　张　炜
张晓薇　张叙天　张学敏　张　玉　章道华
郑传胜　朱震宇　邹俊宁　邹　伟

前　言

经过各援鄂国家医疗队与华中科技大学同济医学院附属协和医院（以下简称“武汉协和医院”）的艰苦努力，武汉协和医院（西院）重症、危重症新冠肺炎患者的救治水平显著提高，除严格消毒、隔离、防护外，约定的各个流程规制有序、畅通，十八项核心医疗制度基本落地，救治工作进入了平战结合的状态，重症、危重症患者的救治效果显著提高。

在“战争”中学习“战争”，在抗疫工作的推进过程中，各医疗队对《新冠肺炎诊疗应急工作手册》（以下简称《手册》）也提出了一些完善修订意见，这对下一步救治工作常态化，发起对新冠肺炎疫情决战决胜的总攻起到重要作用。特别是 2020 年 2 月 19 日，国务院应对新冠病毒肺炎疫情联防联控机制（医疗救治组）印发《关于进一步加强新型冠状病毒肺炎重症、危重症患者集中救治管理工作的通知》（肺炎机制医疗发〔2020〕93 号）对武汉协和医院（西院）作为新冠肺炎重症、危重症患者定点救治医院后的管理经验予以充分肯定，《新冠肺炎诊疗应急工作手册》（第二版）全文以文件附件的方式向全国推广。随后应中国出版集团世界图书出版公司之约，在《手册》（第二版）的基础上进行补充、完善和适宜性改写，形成本书，以适应更多单位的需求。

仓促之笔、伙众之作，如有可用之处，我们甚感欣慰！

《新冠肺炎诊疗应急工作手册》编委会

2020 年 2 月 28 日

目　　录

第一章　应急医务处管理制度与规范

一、应急医务处职责

武汉协和医院（西院）应急医务处（以下简称“医务处”），是在国家卫生健康委员会（以下简称“国家卫健委”）的指导下，以“千方百计提高治愈率、降低死亡率”为管理目标，以“共同协商、凝聚共识、步调一致、快速落实”为工作原则，由武汉协和医院（西院）医护办公室集各医疗队医政管理专家组成，围绕落实核心医疗制度，提高救治水平开展工作，其核心职责如下。

1. 围绕管理目标，对院区各医疗活动全过程进行计划、组织、协调和控制，保持医疗体系的优质、高效运转，使医疗活动处于最佳状态。

2. 以重症、危重症患者为核心，建立医疗组—病区—片区—院区四级质控体系并督导考核，确保核心医疗制度的执行落地、落实，为重症、危重症患者诊疗质量的提高做好制度保障。

3. 建立疑难、重症、危重症及死亡病例讨论机制，总结成功救治经验，凝聚诊疗及管理共识并积极推广应用。

4. 协调并解决临床、医技科室工作中的困难和问题，组织并参与全院性大抢救、大会诊。

5. 准确掌握院区医疗基本情况，汇总提交院区医疗工作简报。

6. 建立并完善医疗不良事件的报告、调查及处理机制。

7. 兼顾院区发热门诊日常管理及急危重症者的医疗救治工作。

8. 完成防疫指挥部交办的其他工作。

二、武汉协和医院（西院）应急疑难、危重症及死亡病例讨论制度

1. 疫情防控关键时期，疑难、危重症及死亡病例讨论制度的建立应当符合疫情防控的实际情况，分不同层级（医疗组、病区、片区、院区）、采取多种方式（床边口头、病区面对面、片区面对面/微信、院区面对面/微信）实施。参加的人员包括各级一线医护、病区专家组成员、病区主任、片区负责人、院区专家组成员、应急医务处人员等。对拟讨论的新冠肺炎患者合并较严重的其他系统疾病，且本病区/片区专业技术力量配置不能满足要求的，可提前 2 小时向应急医务处（口头、书面、微信、短信均可）提出要求，由医务处协调相关专家参与。参与讨论人员的数量依据精干、高效、解决问题为原则适当从紧。鼓励各医疗队充分利用各自医院的后方专业技术力量解决问题。

2. 病例讨论制度的落实要责任下沉、压实，病区、片区、院区讨论例数应呈倒三角分布，充分体现责任担当。

（1）病区层面的病例讨论，由病区主任主导，讨论时间、频次不做约定，但须满足核心医疗制度要求并及时上报医务处。

（2）片区层面的病例讨论，由病区主任负责上报与准备讨论材料，由片区责任人确定频次（建议每周不少于 2 次）与参加人员。

（3）院区层面的病例讨论，由专家组组长主持，原则上一星期不少于一次（每星期五下午 3 点，地点不变）。

3. 提交片区和院区讨论的病例讨论材料（PPT/Doc）均由病区主任负责提前送达给参与人员与应急医务处，并负责记入医疗文件和病区医疗台账。医务处派员参加并载入工作记录。

4. 病例讨论的对象包括死亡病例、危重症病例、疑难病例及部分参与特定非双盲临床研究的病例，也建议将危重症救治取得良好效果的病例纳入，以便更好地汲取教训、分享经验，并将所提炼的观点、方法提交国家卫健委救治专家组，便于《手册》的修订。

三、关于严格落实新冠肺炎患者死亡病例讨论的通知

院区各医疗队：

为进一步贯彻落实习近平总书记“科学防治、精准施策，把提高收治率和治愈率、降低感染率和病亡率作为突出任务”的新冠肺炎疫情防控总要求，促进对新冠肺炎临床特点和死亡原因的再认识，引领规范化诊疗，提高诊治水平，结合医务处在前期抽查死亡病例分析报告中发现存在的问题，如讨论流于形式、死亡原因多归于客观条件、预警信号识别和应对不够深入等，特通知如下。

1. 死亡病例讨论制度的落实抽查将作为医务处近期专项工作重点督导，希望院内各单位通过死亡病例讨论全面梳理患者诊疗全过程、总结和积累诊疗经验，加强各学科互动和交流，通过集中讨论、集中学习、集中警示，不断提高我院新冠肺炎规范化综合诊疗水平。

2. 各科室应在规定时限内组织科内死亡病例讨论，并严格按照以下流程开展：由科主任主持，主管医生汇报病例，提出在诊疗过程中发现的问题，针对死亡原因、死亡诊断进行深度剖析和挖掘，特别是危重症患者的规范治疗、气管插管的及时性、血气分析的结果等，与会人员认真分析、讨论，总结诊治经验，最后由主持者归纳小结形成死亡病例分析报告。

3. 讨论会要有完整的会议记录，各科室必须建立专用死亡讨论记录本，在进行死亡病例讨论时，指定人员在死亡讨论记录本上按要求进行记录，讨论完成24小时内完整填写新冠肺炎死亡患者分析表，连同死亡病例分析报告电子版一起上报医务处邮箱，主题标注“病区＋死亡病例讨论报告＋死亡患者分析表”。

4. 具有警示意义和特殊价值的死亡病例建议上报医务处参加每

星期五的全院讨论。

5. 所有死亡病例分析报告战时医务处将严格审查，并组织专家复核。

武汉协和医院（西院）医务处

2020年2月26日

四、新冠肺炎期间病区基础医疗质量管理及记录要求

基础医疗质量管理八大本：

1. 科室质控活动记录本
2. 疑难、危重病例讨论记录本
3. 死亡病例讨论记录本
4. 医生交接班登记本
5. 医疗安全（不良）事件登记本
6. 危急值报告登记本
7. 业务学习与培训记录本
8. 新冠肺炎患者登记本

要求：

1. 按照医疗核心制度规定，各病区及时做好记录，自该病区收治新冠肺炎确诊/疑似患者当天开始进行记录。

2. 八大本每个病区一套，放置在相应的清洁区使用和保存，并贴好标签。

3. 医护办将组织定期督促检查，促进新冠肺炎疫情期间病区质量与安全。

（李云程　袁　凤　韩晓丹）

五、新冠肺炎防控期间医务人员发热及疑似症状就医流程

如图 1-1 所示。

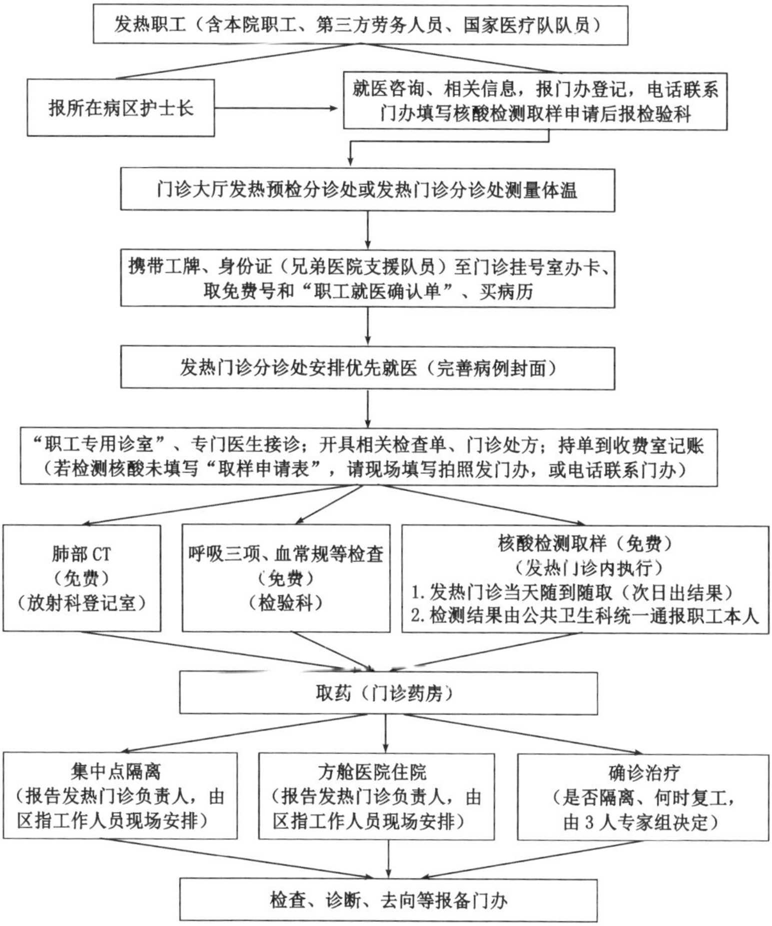

图 1-1　新冠肺炎防控期间医务人员发热及疑似症状就医流程

（章道华）

六、新冠肺炎患者收治流程

如图 1-2 所示。

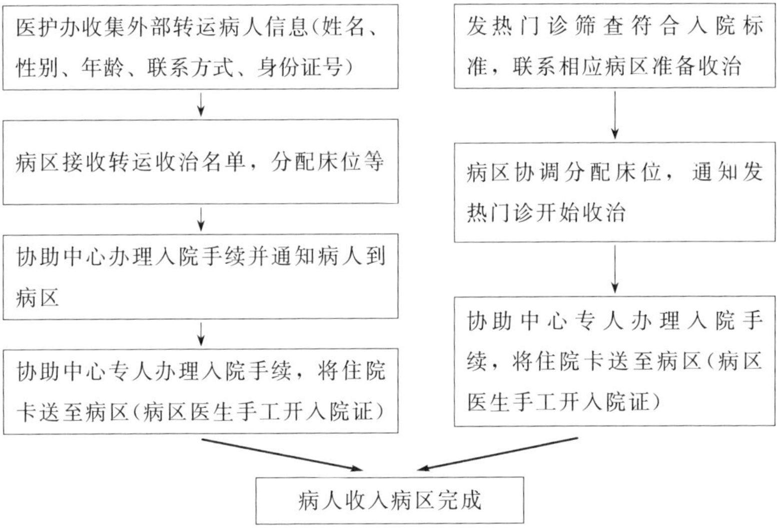

图 1-2　新冠肺炎患者收治流程

（部　勇　李云程　袁　凤　韩晓丹）

七、新冠肺炎孕产妇就诊流程

新冠肺炎孕产妇就诊流程步骤：①发热门诊就医；②新冠肺炎核酸检测阳性确诊；③首诊检查疑似（血常规、呼吸三项、甲流筛查、核酸检测等）；④报协助中心护士长，走流程收住院；⑤通知西楼东产科护士站做好收入院准备。

（陈　辉　程范军）

八、新冠肺炎患者普通与紧急会诊流程

如图 1-3、1-4 所示。

医生开具会诊医嘱，由病区主任将会诊申请信息发至隔离病区专科会诊微信群，会诊信息包括简要病史、体检、必要的辅助检查，以及初步诊断、会诊目的与要求等

↓

被邀请专科主任或专科指定会诊医师，需在 24 小时内给出会诊意见或建议

↓

管床医生及时将会诊意见记录在病程记录

图 1-3　隔离病区普通会诊流程

邀请科室医生电话联系会诊专科主任或专科指定会诊医师，要说明疾病诊断及会诊目的

↓

会诊医师电话或微信视频指导会诊意见，并将会诊意见发至微信群；如患者病情危重，不适宜电话会诊，由被邀请科室安排会诊医师床边会诊

↓

会诊医师进行会诊，处理病情（紧急会诊 10 分钟内，急会诊 2 小时内，平会诊 48 小时内）

↓

管床医生及时补记医嘱，并将会诊意见记录在病程记录

图 1-4　紧急会诊流程

（李云程　袁　凤　韩晓丹）

九、新冠肺炎患者出院去向流程

如图 1-5 所示。

病区有拟出院患者

↓

各病区于出院前一日 18 时以前完成出院患者信息登记表，并发送至医护办邮箱，所有治愈出院患者均须送往辖区隔离点进行医学观察 2 周

↓

出院患者服务中心负责收集邮箱内出院名单，统一上报市指挥部出院患者康复快车转运平台，等待分配接送车辆

↓

病区医生必须于患者出院当天 9 时前，完成出院记录及诊断证明并打印放置于清洁区，护士装入信封，封面标注：科室、病人姓名、住院号、身份证号、联系方式、医保类型

↓

出院患者服务中心工作人员于每日上午 9 时按已上报的出院名单，到各病区清洁区收集当天出院患者的出院信封，后至住院结账室 1 楼办理患者出院手续并盖章

↓

辖区隔离点转运车辆到院后，服务中心通知病区，由病区护士送患者下电梯，患者到电梯旁的出院患者乘车点取走出院信封(内有已盖章的出院记录及出院诊断证明)，由服务中心工作人员护送上车

图 1-5　新冠肺炎患者出院去向流程

（苏　颖）

十、告转院病友书

亲爱的病友：

经过我们的积极治疗，您的病情已经得到有效控制，由危重症转为轻症，向好的方向发展。这既是医护人员努力的成果，更是您坚定信念，不畏病毒，勇敢抗击的结果！

根据国家的统一安排，您转为轻症后，将调整至政府指定的定点医院继续治疗，腾挪出来的床位按照国家要求用于收治危重症患者。

感谢您对转院工作的大力支持，您的大爱能让我们尽量多收治一个危重症病人，能让我们多抢救一个鲜活的生命。您即将转入的定点医院也汇集了优秀的医疗救治力量，在那里您会继续得到很好的照顾和治疗！

疫情之下，全民抗击！中华民族是个不屈服的民族，武汉是座英雄的城市！相信有党和政府的坚强领导，有您和我们医护人员的共同努力，有全国人民的大力支持，我们一定能战胜病毒，夺取疫情防控战的全面胜利！

再次感谢您对我们工作的支持！衷心祝愿您早日康复！

（龙洪波）

十一、疑似、确诊新冠肺炎患者遗体处置流程

根据武汉市新冠肺炎疫情防控指挥部办公室《新冠肺炎患者遗体处置工作规程（试行）》的规定，结合我院情况，对疑似、确诊新冠肺炎患者的遗体，按照以下流程处置，请有关单位遵照执行。

（一）病房

1. 新冠肺炎患者死亡后30分钟内

（1）医务人员电话通知家属到院办理手续

1）医务人员开具医学死亡证明书（医师签字）交给家属，其中

第五联（殡葬火化联）由病区交至殡仪馆工作人员。

2）医务人员按照医学死亡证明书以及家属提供的其他信息，填写《湖北省遗体接收登记表（武汉市）》（一式四份，附后）。

（2）医务人员准备消毒处置所需的消毒液、并浸泡 2 张床单，含消毒剂的棉球，其他消毒需要的材料；同时准备二级防护所需的装备 2 套（一次性医用帽子、鞋套、手套、防水隔离衣、N95 口罩等），提供给殡仪馆遗体运送人员。

（3）完成遗体卫生防疫处置：医务人员用含消毒剂的棉球进行腔道封堵，消毒处置后套 1 层密封尸体袋进行第一次密封，重复进行上述消毒处置后再套 1 层密封尸体袋进行第二次密封，尸体密封后严禁打开。同时，电话通知对口殡仪馆工作人员。

2. 殡仪馆工作人员接到通知后必须尽快到达医院

（1）医务人员与家属在一式四份的《湖北省遗体接收登记表（武汉市）》上签字（对方签名、联系电话填写清晰、可辨认），其中一份交给殡仪馆工作人员，一份交给家属，其他留存在病房。

（2）殡仪馆工作人员于到达医院后 30 分钟内与病房完成遗体交接，在医务人员协助下，用专用转运车按指定路线直接转运到殡仪车上。

3. 遗体离开后，医疗机构按照院感要求完成环境的消毒处置。

（二）新冠肺炎患者亲属无法联系或拒不到场或拒不移送遗体的

由病区医护人员直接联系辖区派出所，向派出所提供死者身份信息、留存的家属信息及联系方式供派出所查询复核。同时病区填写《湖北省遗体接收登记表（武汉市）》（一式四份，如有随身贵重遗物，如钱包、银行卡等，务必在表中注明明细，遗物消毒后放在双层黑色垃圾袋中，袋外标注患者姓名、住院号、家属联系人、联系方式及遗物明细，以便后期交与患者家属自行消毒处理）。如警方确认无法联系患者家属：①病区开具死亡证，第五联（殡葬火化联）交殡仪馆，其余四联病区留存；②由派出所警官和病区医护人员双签《湖北省遗体接收登记表（武汉市）》，一份交送遗体交运单位，一份由派出所留存，其他留存在病房。如家属拒不移送遗体的，病区通知医院安保 24 小时值班电话，由医院安保协调公安机关处置。

（三）遗体不得存放、探视或开展告别仪式等殡仪活动，全程严禁打开密封尸体袋

附件：1. 湖北省遗体接收登记表（武汉市）

2. 新冠肺炎患者遗体处置流程图

（李云程　袁　凤　韩晓丹）

附件 1：湖北省遗体接收登记表（武汉市）（表 1-1）

表 1-1　湖北省遗体接收登记表（武汉市）

填表时间：　　年　　月　　日　　时　　分

<table>
<tr><td colspan="2">逝者姓名</td><td colspan="4"></td><td colspan="2">性别</td><td colspan="2"></td><td colspan="2">民族</td><td colspan="2"></td><td colspan="3">出生日期</td><td colspan="4"></td></tr>
<tr><td colspan="2">身份证号</td><td></td><td></td><td></td><td></td><td></td><td></td><td></td><td></td><td></td><td></td><td></td><td></td><td></td><td></td><td></td><td></td><td></td><td></td></tr>
<tr><td colspan="2">常住户口地址</td><td colspan="18"></td></tr>
<tr><td colspan="2">生前工作单位</td><td colspan="18"></td></tr>
<tr><td colspan="2">死亡地点</td><td colspan="18"></td></tr>
<tr><td colspan="2">死亡原因</td><td colspan="5"></td><td colspan="3">死亡日期</td><td colspan="2"></td><td colspan="4">遗体状态</td><td colspan="4"></td></tr>
<tr><td colspan="2">随身遗物</td><td colspan="18"></td></tr>
<tr><td colspan="2">其他情况</td><td colspan="18"></td></tr>
<tr><td colspan="2">治丧人
（签字）</td><td colspan="4"></td><td colspan="3">与逝者
关系</td><td colspan="3"></td><td colspan="3">联系
电话</td><td colspan="5"></td></tr>
<tr><td rowspan="2">遗体交运单位</td><td>公安机关名称</td><td colspan="4"></td><td colspan="3" rowspan="2">经办人
（签字）</td><td colspan="3"></td><td colspan="3" rowspan="2">联系
电话</td><td colspan="5"></td></tr>
<tr><td>医疗机构名称</td><td colspan="4"></td><td colspan="3"></td><td colspan="5"></td></tr>
<tr><td colspan="2">遗体接收
单位</td><td colspan="4"></td><td colspan="3">经办人
（签字）</td><td colspan="3"></td><td colspan="3">联系
电话</td><td colspan="5"></td></tr>
<tr><td colspan="20">注：1. 本表一式四份，相关方各持一份；2. 属强制移送殡仪馆或无逝者亲属在场的，治丧人一栏可不填写；3. 对于死胎或死婴相关内容可简要填写</td></tr>
</table>

附件 2：新冠肺炎患者遗体处置流程图（图 1-6）

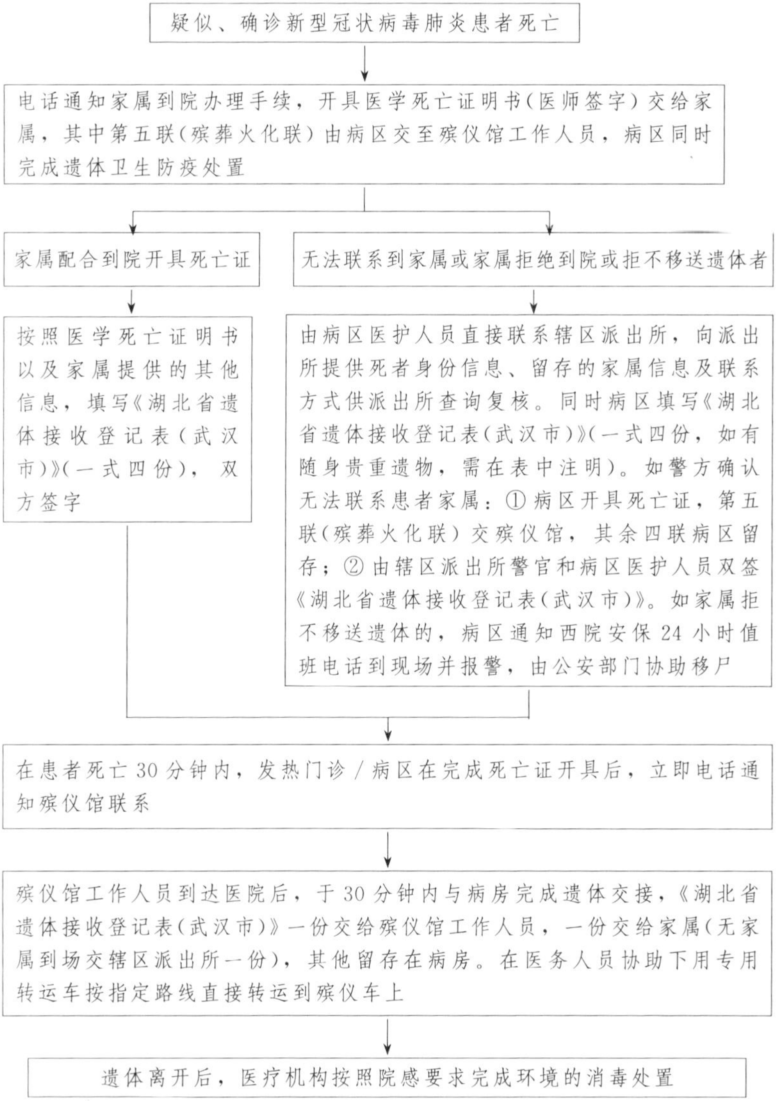

图 1-6　新冠肺炎患者遗体处置流程图

第二章　院感管理制度与规范

一、新冠肺炎疫情期间院感防控相关工作纪律

全院各病区：

为加强新冠肺炎疫情期间医院感染预防与控制工作，防止院内职工交叉感染，现对全院各病区做以下要求。

1. 所有工作人员每日进入所在病区前需进行体温监测，并做好监测记录。

2. 工作人员应避免聚集就餐，同时就餐人数应不超过 10 人，就餐间距保持 1 米以上，取下口罩后禁止相互交谈及打电话。

3. 工作人员如出现不适症状应立即报告各病区主任，病区主任同时报告院感科和公共卫生科。

4. 所有工作人员应如实向各病区主任汇报是否与高度疑似、确诊新冠肺炎患者有过非防护密切接触。

5. 下班的工作人员必须尽快离开病区，不得在病区清洁区长时间逗留。

6. 各医疗队院感防控人员需加强对本队院感防控措施和医疗队员个人防护措施的督导和培训，发现问题及时纠正，如有违反相关规定的将予以警告及通报批评，造成不良后果的依法依规追究责任。

（汪宏波）

二、疫期医务人员集中住宿区生活纪律

因工作需要，各援汉医疗队和部分一线协和员工实施集中居住。为确保不出现非战斗减员，现按院感防控等相关规制，制订医务人员集中居住区防护纪律，请全体集中居住的医务人员遵照执行。

1. 坚持手卫生、拒绝气道裸露，除在宿舍清洁区和洗漱、进餐、

卧床休息时外，必须佩戴口罩。医疗工作结束时，须尽快洗浴更衣后离开医院。

2. 不得私自外出、不得私自会客、不得相互串门，必须外出时要报领队或队长同意并按时返回。

3. 只能自医院清洁区和酒店大厅取餐，只能在清洁区用餐。

4. 医疗队员需自行整理宿舍内部卫生，结合房间布局划分污染、缓冲与清洁区域，并依防护要求在区域间机动。生活垃圾装袋封口消毒后置楼层电梯口专用垃圾桶内。

5. 节约使用医疗与生活物资，非领队或队长同意不得自行接收外来物资，确需接收时应严格遵守防护流程操作。

6. 正确佩戴口罩、在指定的地点搭乘指定的通勤车往返驻地与工作地点，尽量避免用手触碰公用物件，保持手卫生。

7. 酒店门外对鞋底进行消毒并对全身，尤其四肢、鞋面等部位喷洒消毒液，配合酒店体温检测。用一次性纸张覆盖电梯按钮或把手来操控电梯房门。

8. 宿舍内注意水、电、消防安全，谨防跌倒。

附件：

1. 自驾临时公务车时先对4个门把手进行消毒，车辆使用后对车内物品和门把手再次进行消毒，并开窗通风至少10分钟。

2. 接收外来物资时，首先对外包装进行消毒，并将外包装放在指定区域后手消。

3. 返回房间防护指南：房门打开后使用手消，依次摘脱外套、裤子、鞋子、护目镜、头套、口罩，置特定区域，一次性物品弃垃圾桶（每天对垃圾桶进行消毒），再次手消，入缓冲区，手机消毒，标准洗手，更洁履入清洁区，关闭风机。

4. 宿舍每天通风≥2小时、对室内物品表面清洁消毒≥1次，门把手、台面、马桶、座机、手机等高频触摸的物品表面应多次消毒。

5. 心态良好、保障睡眠、防寒保暖、均衡营养、适度锻炼、监测体温、不适报告、精简会议、保持距离。

6. 混用84消毒液和75%酒精会导致人身伤害，应注意以下事项。

	注意事项	消毒时间	稀释比例	适用范围
84 消毒液	刺激性、腐蚀性、挥发性	20 分钟	1 mL 原液：20 mL 水	一般物体表面、衣服、地面、台面
75%酒精	易燃、易爆、易挥发	保持通风	不稀释	一般物体表面、手和皮肤的消毒

总结：管吃、管住、管手、管生活
　　　防天、防地、防毒、防队友

（程范军）

三、疫期医务人员乘坐公共交通工具的注意事项

1. 医务人员乘坐公共交通工具前应规范佩戴医用外科口罩或医用防护口罩，并做好每日自我健康监测。

2. 医务人员在乘坐公共交通工具期间请勿进食和饮水。

3. 乘坐公共交通工具期间，应尽量保持与他人之间的距离，减少交谈；尽量单排单座，减少触碰车内的物品。

4. 乘坐公共交通工具期间，应尽量打开车窗，保持车内空气流通。

5. 乘坐公共交通工具期间，医务人员应随身携带快速手消毒剂（以下简称“快速手消”），在触碰高频接触的表面（如车把手、车窗按键等）后应及时进行手卫生。

6. 医务人员应自行记录每日乘坐公共交通工具的时间、车牌号等信息，以便必要时开展流行病学调查。

7. 医务人员如自觉不适、疑似或确诊感染新冠病毒，需要及时如实报告所乘坐公共交通工具的日期、时间、车牌号，协助开展对密切接触者的流行病学调查。

8. 如乘坐网约车，尽量勿多人共乘，乘坐时应选择后排座椅落座。

（熊莉娟　邹俊宁　吴艳艳　曹雄晶　范允舟　江　莉　刘　倩）

四、医务人员职业暴露应急处置流程

新冠肺炎疫情期间，医务人员在隔离病房污染区内发生职业暴露，应就近到有流动水手卫生设施的位置，对暴露部位进行紧急处理，并按流程在指定地点脱下防护用品后，在清洁区进一步进行暴露处置并上报。

1. 皮肤被污染物污染时，应立即清除污染物，再用一次性吸水材料沾取0.5%碘伏或3%过氧化氢消毒剂擦拭消毒3分钟以上后，使用清水清洗干净。

2. 眼睛等黏膜被污染物污染时，应用大量生理盐水冲洗消毒。

3. 针刺伤等锐器职业暴露后，立即在伤口旁，由近心端向远心端轻轻挤压，尽可能挤出损伤处的血液，再用肥皂液和流动水进行冲洗，然后用75%酒精或0.5%碘伏消毒，包扎伤口。

4. 呼吸道暴露后，用大量的生理盐水或双氧水漱口，并根据暴露情况评估是否需要医学观察，需医学观察者，居家隔离14天，观察期间如出现呼吸道症状，立即至发热门诊就诊。

5. 职业暴露者可酌情在感染科医生的指导下服用抗病毒药进行预防。

（熊莉娟　邹俊宁　吴艳艳　曹雄晶　范允舟　江　莉　刘　倩）

五、患者或穿污染防护用品医务人员意外进入清洁区的预防与处理流程

1. 医务人员通道和患者通道上均应安装门禁系统。

2. 患者入院时，由专人送至隔离病区患者通道处。

3. 加强对患者的入院宣传教育，及时告知患者，为了您的安全，活动范围仅限于本病室。

4. 患者外出检查须有医务人员陪同，严禁患者私自离开隔离区。

5. 加强属地管理，隔离病区护士长负责对每一位轮换进入该区

域工作的医务人员进行实地培训与考核，合格后方可上岗。

6. 医务人员应严格按照医院规定的路线进入各隔离病区。

7. 在不同区域的入口处张贴明确醒目的警示语。

8. 当有患者或穿污染防护用品的医务人员进入清洁区后应。

（1）立即指引其从最近的缓冲区返回污染区。

（2）立即开窗通风。

（3）环境物体表面和地面有肉眼可见污染物时，先采用一次性吸水材料（如纱布、抹布等）沾取5 000 mg/L的含氯消毒液小心移除。无肉眼可见污染时，采用1 000 mg/L的含氯消毒液擦拭消毒。

（4）如无人情况下可采用紫外线灯照射1小时或使用过氧化氢空气消毒机进行空气消毒，如有人情况下可采用移动式等离子空气消毒机。

（熊莉娟　邹俊宁　吴艳艳　曹雄晶　范允舟　江　莉　刘　倩）

六、患者转运注意事项

1. 转运人员采取二级防护（穿工作服、防护服、戴医用防护口罩、护目镜/防护面屏，一次性圆帽和手套，必要时戴双层手套，穿鞋套/靴套、工作鞋/胶靴）。

2. 运送疑似或确诊患者的工具如担架、平车等物体表面采用1 000 mg/L含氯消毒剂或过氧气化氢消毒湿纸巾擦拭消毒。转运车使用后应进行空气消毒（紫外线灯照射1小时或用过氧化氢空气消毒机）和环境物体表面消毒（采用1 000 mg/L含氯消毒剂进行擦拭消毒）。先空气消毒再进行环境物体表面消毒。

（熊莉娟　邹俊宁　吴艳艳　曹雄晶　范允舟　江　莉　刘　倩）

七、救护车转运患者工作流程

1. 救护车患者转运工作人员应遵守武汉协和医院（西院）《新冠肺炎疫情期间院感防控相关工作纪律》的规定。

2. 救护车患者转运人员，应按照规定工作流程进行患者转运。

（1）负压转运车停靠发热门诊大厅外停车场。

（2）转运人员接转运通知后，在发热门诊清洁区或车旁，穿戴个人防护用品后出车。

（3）转运任务完成后，负压救护车停靠发热门诊大厅外停车场。

（4）对负压救护车进行终末消毒。

（5）转运人员完成救护车消毒后进入发热门诊缓冲区，按照穿脱流程正确脱卸个人防护物品。

（6）离开发热门诊缓冲区，进入清洁区，更换个人衣物，完成转运任务。

3. 转运人员个人防护

（1）医务人员：医用防护口罩、一次性圆帽、手套、工作服、医用防护服、护目镜或防护面屏、鞋套，并随身携带快速手消。

（2）驾驶员：医用防护口罩、一次性圆帽、手套、工作服、一次性隔离衣、护目镜或防护面屏、鞋套，并随身携带快速手消。

4. 负压救护车消毒方法

（1）环境物体表面消毒：采用 1 000 mg/L 含氯消毒剂或过氧化氢消毒湿纸巾进行擦拭消毒。

（2）空气消毒：紫外线灯照射 1 小时或用 3%过氧化氢或 5 000 mg/L 过氧乙酸或 500 mg/L 二氧化氯超低容量喷雾器喷洒消毒，20～30 mL/m^3，作用 2 小时。

（熊莉娟　邹俊宁　吴艳艳　曹雄晶　范允舟　江　莉　刘　倩）

八、新型冠状病毒标本采集及运送医院感染预防控制

（一）采样人员的个人防护

穿戴一次性工作帽、医用防护口罩（N95 及以上）或动力送风过滤式呼吸器、防护面屏、防护内服或工作服（白大褂）外套一次性医用防护服、一次性乳胶手套（2 双）、工作鞋、防水靴套。

（二）发热门诊采样房间的要求

1. 应该设置专用的采样房间，不应在床边采样。

2. 采样房间应有紫外线/空气消毒机等空气消毒装置。

3. 采样时，除采样人员和被采样患者，应尽量减少其他人员在采样房间。

4. 采样结束后，应进行空气消毒和物表消毒后，才能为下一位患者采样。

5. 进行清洁消毒的人员也应做好个人防护。

（三）标本的放置

1. 所有标本应放在大小适合的带螺旋盖内有垫圈、耐冷冻的样本采集管里，拧紧。

2. 将密闭后的标本放入生物安全样本袋，每袋装一份标本。

3. 用75%酒精喷洒生物安全样本袋，然后放置在指定的地点。

（四）标本运送人员的职业防护

1. 穿戴一次性工作帽、防护面屏或护目镜（防雾型）、医用防护口罩（N95及以上）、防护内服或工作服、外套一次性防渗透隔离衣/一次性防护服（视情况而定）、一次性乳胶手套（双层）、必要时穿一次性鞋套。

2. 随身携带手消毒剂。

（五）标本的运送

1. 标本运送人员遵循固定路线及指定电梯，到指定地点收集转运标本（西边患者梯）。

2. 每次将生物安全样本袋放入转运容器后，应进行手卫生。

3. 转运容器应密闭，并有生物危害标识。

4. 每次转运完标本后应对转运容器进行消毒，可用1 000 mg/L含氯消毒液浸泡30分钟消毒。

5. 标本转运指定电梯每日定时消毒，可用1 000 mg/L含氯消毒液擦拭轿底及轿厢表面，作用30分钟，然后打开送风系统运行1小时后方可使用。

（熊莉娟 邹俊宁 吴艳艳 曹雄晶 范允舟 江 莉 刘 倩）

九、隔离病区患者送餐流程

1. 餐饮部工作人员应遵守武汉协和医院（西院）《新冠肺炎疫情期间院感防控相关工作纪律》的规定。

2. 为患者配送餐饮物资的转运人员，应严格按照规定的固定路线进行送餐。

(1) 4F，5F，8F，9F，10F，14F西侧病区送餐流程

1) 餐饮转运人员从住院部东侧医务人员通道进入，将各病区的餐饮物资送至该病区所对应的清洁区楼层，再通知各病区工作人员在清洁区进行接收。

2) 餐饮转运人员不得进入缓冲区和隔离病区内。

3) 各病区应安排工作人员，在清洁区正确穿戴个人防护用品后，将餐饮物资经缓冲区送至隔离病区。

4) 餐饮转运人员个人防护应穿工作服、带外科口罩、一次性圆帽和手套，并随身携带快速手消。

(2) 6F，7F，11F，12F，13F病区送餐流程

1) 餐饮转运人员从住院部中部专用8号电梯进行送餐，将各病区的餐饮物资送至该病区所对应楼层的中部大厅，再通知各病区工作人员前往中部大厅自行接收。

2) 餐饮转运人员不得与病区工作人员直接交接。

3) 各楼层东西两侧病区与中部大厅之间的门除接收餐饮物资外，应随时保持关闭状态并上锁，严防患者进入中部大厅。

4) 餐饮转运人员个人防护应戴外科口罩、一次性圆帽、手套、鞋套、穿工作服外套隔离衣，并随身携带快速手消和2个黄色医疗废物袋。送餐完成后，在中部8号电梯内脱下个人防护用品，并将脱下的防护用品装入双层医疗废物袋，密闭包装后投入医疗废物桶内。

3. 运送车和保温盒在每次餐饮转运后返回食堂固定地点，使用1 000 mg/L含氯消毒剂或过氧化氢消毒湿纸巾、75%酒精进行擦拭消毒。

（熊莉娟　邹俊宁　吴艳艳　曹雄晶　范允舟　江　莉　刘　倩）

十、发热门诊清洁消毒制度

1. 应尽量选择一次性诊疗用品，非一次性诊疗用品应首选压力蒸汽灭菌，不耐热物品可选择化学消毒剂或低温灭菌设备进行消毒或灭菌。

2. 手、皮肤建议选择有效的消毒剂如碘伏、含氯消毒剂和过氧化氢消毒剂等手皮肤消毒剂或速干手消毒剂擦拭消毒。

3. 物表、地面应定时清洁及消毒，每日三次。遇污染时及时进行消毒处理。

4. 可采取排风（包括自然通风和机械排风）措施，保持室内空气流通，每日通风 2～3 次，每次不少于 30 分钟，或使用循环风空气消毒机进行消毒。

5. 地面、墙壁有肉眼可见污染物时，应先完全清除污染物再消毒。无肉眼可见污染物时，可用 1 000 mg/L 的含氯消毒液擦拭或喷洒消毒。消毒作用时间应不少于 30 分钟。

6. 物体表面：诊疗设施设备表面以及床围栏、床头柜、家具、门把手、家居用品等有肉眼可见污染物时，应先完全清除污染物再消毒。无肉眼可见污染物时，用 1 000 mg/L 的含氯消毒液进行喷洒、擦拭或浸泡消毒，作用 30 分钟后用清水擦拭干净。

7. 污染物（患者血液、分泌物、呕吐物和排泄物）的处理方法：少量污染物可用一次性吸水材料（如纱布、抹布等）沾取 5 000～10 000 mg/L的含氯消毒液（或能达到高水平消毒的消毒湿巾/干巾）小心移除。大量污染物应使用含吸水成分的消毒粉或漂白粉完全覆盖，或用一次性吸水材料完全覆盖后用足量的 5 000～10 000 mg/L 的含氯消毒液浇在吸水材料上，作用 30 分钟以上，小心清除干净。清除过程中避免接触污染物，清理的污染物按医疗废物集中处置。患者的排泄物、分泌物、呕吐物等应有专门容器收集，用 20 000 mg/L 含氯消毒剂，按粪、药比例 1∶2 浸泡消毒 2 小时。清除污染物后，应对污染的环境物体表面进行消毒。盛放污染物的容器可用含有效氯 5 000 mg/L 的消毒剂溶液浸泡消毒 30 分钟，然后清洗干净。

（熊莉娟　邹俊宁　吴艳艳　曹雄晶　范允舟　江　莉　刘　倩）

十一、隔离病区日常清洁消毒制度

1. 病区日常清洁消毒由本病区护理人员及保洁人员共同负责，护理组每日应设有消毒班，专门负责指导当班保洁人员个人防护，并协助保洁人员共同完成当日清洁消毒工作，病区护士长负责督导落实。

2. 应尽量选择一次性诊疗用品，非一次性诊疗用品应首选压力蒸汽灭菌，不耐热物品可选择化学消毒剂或低温灭菌设备进行消毒或灭菌。

3. 配置消毒液（使用量杯）

（1）健之素泡腾片（500 mg/粒）：配制成 1 000 mg/L 含氯消毒液。

（2）配置方法：500 mg/粒，规格 1 L 水加入 2 片，6 L 水加入 12 片。

（3）消毒液配制好后应使用消毒剂浓度试纸进行，有效浓度的监测并记录，监测合格方能进行使用。

注意事项：含氯消毒剂应现配现用，使用时间不能超过 24 小时。

4. 物表、地面应定时清洁及消毒，每日 3 次。遇污染时应及时进行消毒处理。

5. 消毒方法

（1）室内空气的消毒可选择开窗通风、空气消毒机或紫外线灯消毒。

（2）物体表面擦拭应按由洁到污的顺序进行清洁消毒工作，用 1 000 mg/L含氯消毒液先擦拭接触相对较少的环境表面，再擦拭经常接触的环境表面，最后擦拭厕所内地面及用物表面，擦完一个物表更换一块抹布，也可用一次性过氧化氢消毒湿巾进行擦拭消毒。

（3）地面采用 1 000 mg/L 含氯消毒液擦拭，作用 30 分钟。

（4）当物体表面或地面受到患者血液、体液等明显污染时，保洁人员应戴好手套，先用吸湿方法（建议使用高质量纸巾）去除可见污染物，再用 1 000 mg/L 含氯消毒液擦拭作用 30 分钟后清水擦拭。

（5）病区使用后的空氧气瓶应先在病区内用 1 000 mg/L 的含氯

消毒剂进行表面擦拭消毒，或者用过氧化氢消毒湿巾擦拭，然后推至指定的位置。湿化瓶回收后送消毒供应中心集中处理。

（6）病区的标本存放箱应用 1 000 mg/L 的含氯消毒剂擦拭内、外表面，每日三次。

（7）医疗废物应遵循《医疗废物管理条例》和《医疗卫生机构医疗废物管理办法》的要求，规范使用双层黄色医疗废物收集袋封装，再套一层黄色医疗废物袋放至指定污梯处，由暂存间人员回收。

（8）使用后的清洁工具的处理

抹布及拖把：应分别在 1 000 mg/L 氯消毒剂中浸泡消毒 30 分钟，清洗干净，晾干备用。

清洁车：用后推回处置间，用 1 000 mg/L 含氯消毒剂擦拭车身后清水擦拭，去除残留的消毒剂备用。

（熊莉娟　邹俊宁　吴艳艳　曹雄晶　范允舟　江　莉　刘　倩）

十二、公共区域日常清洁消毒流程

（一）保洁人员

根据区域风险等级穿戴个人防护用品（风险区域的划分与个人防护要求见附件）。

（二）备齐清洁工具

包括：清洁车、抹布、拖把、消毒剂、量杯、桶、整理箱等。

（三）配置消毒液（使用量杯）

1. 健之素泡腾片（500 mg/粒）：配制成 1 000 mg/L 含氯消毒液。
2. 配置方法：500 mg/粒规格 1L 水加入 2 片，6 L 水加入 12 片。
3. 特殊感染患者所在区域的清洁消毒及终末消毒处理应在专业人员的指导下进行。

（四）测试消毒液浓度

消毒液配制好后应使用消毒剂浓度试纸进行有效浓度的监测并记录，监测合格方能进行使用。

注意事项：含氯消毒剂应现配现用，使用时间不能超过 24 小时。

（五）清洁与消毒

1. 所有公共区域应定时清洁及消毒，每日3次。特别是高频接触的地方，如升降电梯所有内表面、座椅、挂号缴费机等。

2. 擦拭物表应按由洁到污的顺序进行清洁消毒工作，先擦拭接触相对较少的环境表面，再擦拭经常接触的环境表面，最后擦拭厕所内地面及用物表面，擦完一个物表更换一块抹布。

3. 地面采用1 000 mg/L含氯消毒液擦拭，作用30分钟。

4. 当物体表面或地面受到患者血液、体液等明显污染时，保洁人员应戴好手套，先用吸湿方法（建议使用高质量纸巾）去除可见污染物，再用1 000 mg/L含氯消毒液擦拭作用30分钟后清水擦拭。

5. 新型冠状病毒肺炎疑似和确诊患者外出检查、标本运输及病人转运专梯应加强消毒频次，至少每日3次，可用1 000 mg/L含氯消毒液擦拭轿底及轿厢表面，作用30分钟，然后打开送风系统运行1小时后方可使用。

（六）使用后的清洁工具的处理

1. 抹布及拖把：应分别在1 000 mg/L含氯消毒剂中浸泡消毒30分钟，清洗干净，晾干备用。

2. 清洁车：用后推回处置间，用1 000 mg/L含氯消毒剂擦拭车身后清水擦拭，去除残留的消毒剂备用。

低度风险区域：基本没有患者或患者只作短暂停留的区域。如行政管理部门、会议室、病案室等。

中度风险区域：功能检查室等公共区域。

高度风险区域：发热门诊、隔离病房。

（熊莉娟　邹俊宁　吴艳艳　曹雄晶　范允舟　江　莉　刘　倩）

十三、隔离病区终末消毒制度

（一）消毒时机

终末消毒是指传染源离开有关场所后进行的彻底的消毒处理，如患者出院、转院、死亡后进行的病房空气、物体表面及地面的消毒。应确保终末消毒后的场所及其中的各种物品不再有病原体的存在。终末消毒对象包括病例（疑似病例、确诊病例）和感染者（轻症病例、无症状感染者）排出的污染物（血液、分泌物、呕吐物、排泄物等）及其可能污染的物品和场所，不必对室外环境（包括空气）开展大面积消毒。病例和感染者短暂活动过的无明显污染物的场所，无需进行终末消毒。

（二）消毒流程

过氧化氢消毒机消毒→常规擦拭清洁消毒→通风。

（三）执行人员

工作区域的在岗医务人员负责本区域的终末消毒工作，具体执行人员由科室指派。

（四）消毒方法

1. 关闭门窗，用过氧化氢消毒机进行空气消毒，房间密闭后，开窗通风（密闭时间及通风时间参考消毒机说明书）。

2. 地面、墙壁：有肉眼可见污染物时，应先完全清除污染物后再消毒。无肉眼可见污染物时，可用 1 000 mg/L 的含氯消毒液擦拭或喷洒消毒。消毒作用时间应不少于 30 分钟。

3. 表面：诊疗设施设备表面以及床围栏、床头柜、家具、门把手、家居用品等有肉眼可见污染物时，应先完全清除污染物再消毒。无肉眼可见污染物时，用 1 000 mg/L 的含氯消毒液进行喷洒、擦拭或浸泡消毒，作用 30 分钟后清水擦拭干净。

4. 污染物（患者血液、分泌物、呕吐物和排泄物）：少量污染物可用一次性吸水材料（如纱布、抹布等）沾取 5 000～10 000 mg/L 的含氯消毒液（或能达到高水平消毒的消毒湿巾/干巾）小心移除。大量污染物应使用含吸水成分的消毒粉或漂白粉完全覆盖，或用一次性吸水材料完全覆盖后用足量的 5 000～10 000 mg/L 的含氯消毒液浇在吸水材料上，作用 30 分钟以上，小心清除干净。清除过程中避免接触污染物，清理的污染物按医疗废物集中处置。患者的排泄物、分泌物、呕吐物等应有专门容器收集，用含 20 000 mg/L 含氯消毒剂，按粪、药比例 1∶2 浸泡消毒 2 小时。清除污染物后，应对被污染的环境物体表面进行消毒。盛放污染物的容器可用含有效氯

5 000 mg/L的消毒剂溶液浸泡消毒 30 分钟，然后清洗干净。

（五）织物的处理

病人使用后的床单、被罩等织物，采用橘红色可溶包装袋包装密封，做好标识，放至指定污物梯，由被服库统一消毒清洗，并做好交接记录。

（六）医疗用品

尽量使用一次性诊疗器械、器具和物品，使用后应进行双层医疗废物袋密闭封装，按照感染性医疗废物处置，可复用诊疗器械用双层医疗废物袋盛装，贴上标签，放整理箱内集中送消毒供应中心处理。

（七）医疗废物

应遵循《医疗废物管理条例》和《医疗卫生机构医疗废物管理办法》的要求，规范使用双层黄色医疗废物收集袋封装，再套一层黄色医疗废物袋放至指定污物梯，由暂存间人员回收。

（八）患者个人物品

患者衣物建议均按照医疗废物集中焚烧处理。无肉眼可见污染物时，若需重复使用，可用流通蒸汽或煮沸消毒 30 分钟；或先用 500 mg/L 的含氯消毒液浸泡 30 分钟，然后按常规清洗；或采用水溶性包装袋盛装后直接投入洗衣机中，同时进行洗涤消毒 30 分钟，并保持 500 mg/L 的有效氯含量。其他随身用品可用紫外线灯照射 1 小时或者耐湿的物品可用 1 000 mg/L 含氯消毒剂浸泡消毒 30 分钟。

（九）尸体处理

患者死亡后，要尽量减少尸体移动和搬运，应由经培训的工作人员在严密防护下及时进行处理。用 3 000～5 000 mg/L 的含氯消毒剂棉球或纱布填塞患者尸体口、鼻、耳、肛门、气管切开处等所有开放通道或创口；用浸有消毒液的双层布单包裹尸体，装入双层尸体袋中，由民政部门派专用车辆直接送至指定地点尽快火化。

（熊莉娟　邹俊宁　吴艳艳　曹雄晶　范允舟　江　莉　刘　倩）

十四、隔离病区遗体处置间工作流程

1. 各病区须指定一间空置病房用作遗体处置间，该房间选址应尽量靠近污梯处，清楚标识“遗体处置间”并保持门常闭和待用状态。

2. 该房间仅用于遗体的终末处理，不得用做其他任何用处。

3. 患者死亡后应立即转运至遗体处置间进行处理。

4. 进行遗体处置时应关闭门窗。

5. 相关工作人员应采取二级防护，穿工作服、防护服、戴医用防护口罩、护目镜/防护面屏、一次性圆帽和手套，穿鞋套/靴套、工作鞋/胶靴。

6. 遗体应在严密防护下及时进行处理。用3 000～5 000 mg/L的含氯消毒剂或0.5%过氧乙酸棉球或纱布填塞患者尸体口、鼻、耳、肛门、气管切开处等所有开放通道或创口；用浸有消毒液的双层布单包裹遗体，装入双层尸体袋中。遗体密封后严禁打开。

7. 联系民政部门派专用车辆直接送至指定地点尽快火化。

8. 遗体转运结束后，房间应进行终末消毒处理，包括过氧化氢消毒机消毒→常规擦拭清洁消毒→通风。

附件：终末消毒方法

1. 关闭门窗，用过氧化氢消毒机进行空气消毒，密闭后开窗通风。

2. 地面、墙壁：有肉眼可见污染物时，应先完全清除污染物再消毒。无肉眼可见污染物时，可用1 000 mg/L的含氯消毒液擦拭或喷洒消毒。消毒作用时间应不少于30分钟。

3. 物体表面：诊疗设施设备表面以及床围栏、门把手等有肉眼可见污染物时，应先完全清除污染物再消毒。无肉眼可见污染物时，用1 000 mg/L的含氯消毒液进行喷洒、擦拭或浸泡消毒，作用30分钟后清水擦拭干净。

4. 污染物（患者血液、分泌物、呕吐物和排泄物）：少量污染物可用一次性吸水材料（如纱布、抹布等）沾取5 000～10 000 mg/L的含氯消毒液（或能达到高水平消毒的消毒湿巾/干巾）小心移除。大量污染物应使用含吸水成分的消毒粉或漂白粉完全覆盖，或用一次性吸水材料完全覆盖后用足量的5 000～10 000 mg/L的含氯消毒液浇在吸水材料上，作用30分钟以上，小心清除干净。

清除过程中避免接触污染物，清理的污染物按医疗废物集中处置。

5. 织物的处理：床单、被罩等织物，采用橘红色可溶包装袋包装密封，做好标识，放至西边污物梯。

6. 医疗废物：应遵循《医疗废物管理条例》和《医疗卫生机构医疗废物管理办法》的要求，规范使用双层黄色医疗废物收集袋封装，再套一层黄色医疗废物袋放至西边污梯处。

（熊莉娟　邹俊宁　吴艳艳　曹雄晶　范允舟　江　莉　刘　倩）

十五、新冠肺炎疫情期间医疗废物管理

1. 医疗机构要高度重视新型冠状病毒肺炎疫情期间医疗废物管理，切实落实主体责任，其法定代表人是医疗废物管理的第一责任人，产生医疗废物的具体科室和操作人员是直接责任人。

2. 加强对提供后勤服务机构和人员的管理，组织开展培训，督促其掌握医疗废物管理的基本要求，加大环境卫生整治力度，及时处理产生的医疗废物，避免各种废弃物堆积，努力创造健康卫生环境。

3. 明确分类收集范围。新型冠状病毒肺炎患者及疑似患者发热门诊和隔离病区内产生的废弃物，包括医疗废物和生活垃圾，均应按医疗废物进行分类收集。

4. 规范包装容器。医疗废物专用包装袋、利器盒的外表面应当有警示标识，在盛装医疗废物前，应当进行认真检查，确保其无破损、无渗漏。医疗废物收集桶应为脚踏式并带盖。医疗废物达到包装袋或者利器盒的3/4时，应当有效封口，确保封口严密。应当使用双层包装袋盛装医疗废物，采用鹅颈结式封口，分层封扎。

5. 做好安全收集

（1）按照医疗废物类别及时分类收集，确保人员安全，控制感染风险。

（2）盛装医疗废物的包装袋和利器盒的外表面被感染性废物污染时，应当增加一层包装袋。

（3）分类收集使用后的一次性隔离衣、防护服等物品时，严禁挤压。

(4) 每个包装袋、利器盒应系有或粘贴中文标签，标签内容包括：医疗废物产生单位、产生部门、产生日期、类别，并在特别说明中标注“新冠肺炎”或者简写为“新冠”。

6. 分区域进行处理。收治新冠肺炎患者及疑似患者发热门诊和病区（房）的潜在污染区和污染区产生的医疗废物，在离开污染区前应当对包装袋表面采用1 000 mg/L的含氯消毒液喷洒消毒（注意喷洒均匀）或在其外面加套一层医疗废物包装袋；清洁区产生的医疗废物按照常规的医疗废物处置。

7. 做好病原标本处理。疗废物中含病原体的标本和相关保存液等高危险废物，应当在产生地点进行压力蒸汽灭菌或者化学消毒处理，然后按照感染性废物收集处理。

8. 安全运送管理。在运送医疗废物前，应当检查包装袋或者利器盒的标识、标签以及封口是否符合要求。工作人员在运送医疗废物时，应当防止造成医疗废物专用包装袋和利器盒的破损，防止医疗废物直接接触身体，避免医疗废物泄漏和扩散。每天运送结束后，对运送工具进行清洁和消毒，含氯消毒液浓度为1 000 mg/L；运送工具被感染性医疗废物污染时，应当及时消毒处理。

9. 规范贮存交接。医疗废物暂存处应当有严密的封闭措施，设有工作人员进行管理，防止非工作人员接触医疗废物。医疗废物宜在暂存处单独设置区域存放，尽快交由医疗废物处置单位进行处置。用1 000 mg/L的含氯消毒液对医疗废物暂存处地面进行消毒，每天两次。医疗废物产生部门、运送人员、暂存处工作人员以及医疗废物处置单位转运人员之间，要逐层登记交接，并说明其来源于新冠肺炎患者或疑似患者。

10. 做好转移登记。严格执行危险废物转移联单管理，对医疗废物进行登记。登记内容包括医疗废物的来源、种类、重量或者数量、交接时间，最终去向以及经办人签名，特别注明“新冠肺炎”或“新冠”，登记资料保存3年。

11. 及时通知医疗废物处置单位进行上门收取，并做好相应记录。

（熊莉娟　邹俊宁　吴艳艳　曹雄晶　范允舟　江　莉　刘　倩）

第三章　发热门诊管理制度与规范

一、发热门诊新冠肺炎诊断标准

（一）疑似病例

结合下述流行病学史和临床表现综合分析。

1. 流行病学史

（1）发病前 14 天内有武汉市及周边地区，或其他有病例报告社区的旅行史或居住史。

（2）发病前 14 天内与新型冠状病毒感染者（核酸检测阳性者）有接触史。

（3）发病前 14 天内曾接触过来自武汉市及周边地区，或来自有病例报告社区的发热或有呼吸道症状的患者。

（4）聚集性发病。

2. 临床表现

（1）发热和/或呼吸道症状。

（2）具有新型冠状病毒肺炎影像学特征者。

（3）发病早期白细胞总数正常或降低，淋巴细胞计数减少。

有流行病学史中的任何一条，且符合临床表现中任意 2 条。

无明确流行病学史的，符合临床表现中的 3 条。

3. 确诊病例

疑似病例且具备以下病原学证据之一者。

（1）实时荧光 RT-PCR 检测 SARS-CoV-2 核酸阳性。

（2）病毒基因测序，与已知的 SARS-CoV-2 高度同源。

4. 临床分型

详见《新冠肺炎住院患者分类分层指导原则》。

（孙　鹏　张晓薇）

二、发热门诊就诊流程及病人流向管控

如图 3-1 所示。

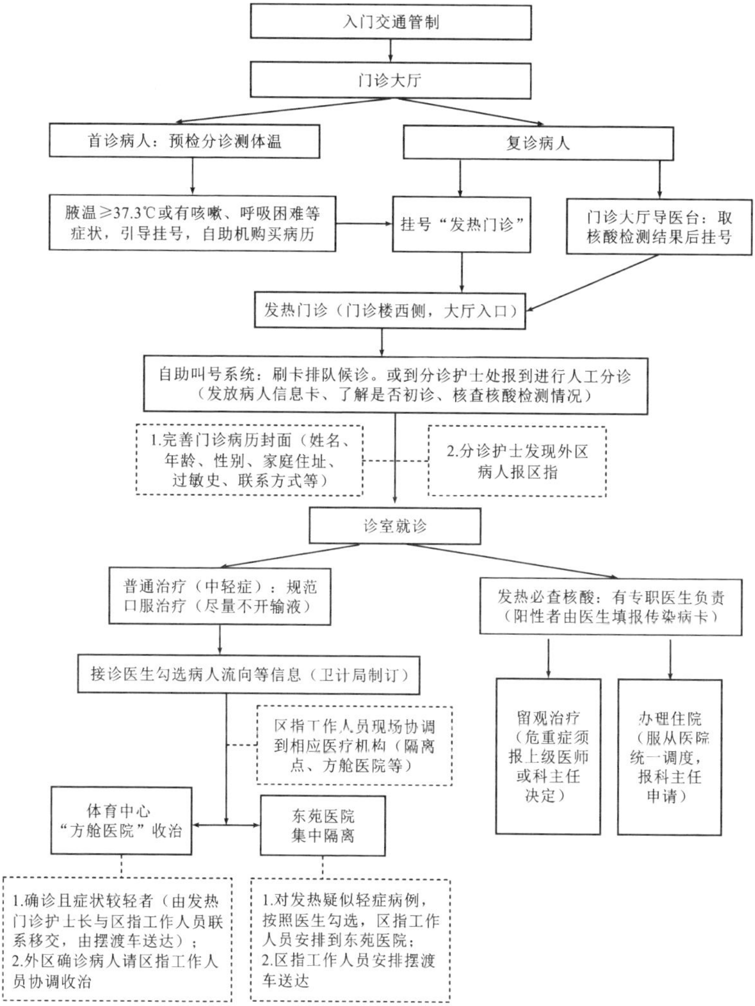

图 3-1 发热门诊就诊流程及病人流向管理

（章道华）

三、武汉协和医院（西院）发热门诊病人就诊信息卡

如表 3-1 所示。

表 3-1　协和医院西院发热门诊病人就诊信息卡

<table>
<tr><td rowspan="5">发热患者填写</td><td>姓名</td><td></td><td colspan="2">性别：男□　女□</td><td>国籍：</td><td>就诊卡号：</td><td rowspan="16">一式两联　此第一联，医院留存</td></tr>
<tr><td>身份证号码</td><td colspan="2"></td><td colspan="3">联系电话：本人　　家属</td></tr>
<tr><td>户籍地址</td><td colspan="5">省　市　区　街　社区　小区　栋　单元　号</td></tr>
<tr><td>现住地址</td><td colspan="5">武汉市　区　街　社区　小区　栋　单元　号</td></tr>
<tr><td>隔离地</td><td colspan="3"></td><td colspan="2">就诊□　复诊□</td></tr>
<tr><td>护士接诊</td><td>P：　bpm</td><td>R：　bpm</td><td>BP：　/　mn</td><td>SpO_2：　%</td><td colspan="2">接诊时间：　年　月　日　时</td></tr>
<tr><td rowspan="5">接诊医生填写（在对应项前勾选）医生签名：</td><td colspan="6">接诊时间：　年　月　日　时　分</td></tr>
<tr><td>诊断类别：</td><td colspan="5">确诊新冠肺炎□　临床诊断病例□　疑似新冠肺炎□　排除新冠肺炎□</td></tr>
<tr><td rowspan="2">核酸检测</td><td colspan="5">未采样□　已采样□　检测□次</td></tr>
<tr><td colspan="5">最近第一次结果：阳性□／阴性□　最近第二次结果：阳性□/阴性□</td></tr>
<tr><td>分流意见</td><td colspan="5">收入院□　门诊留观□　集中隔离点隔离□　居家隔离□　非新冠肺炎定点医院就诊□　其他□</td></tr>
<tr><td rowspan="4">分流值班人员填写（在对应项前勾选）签名：</td><td>街道送诊</td><td colspan="5">是□　否□</td></tr>
<tr><td>街道接诊</td><td colspan="5">是□　否□</td></tr>
<tr><td>患者来源</td><td colspan="5">社区首诊□　隔离点□　接点□　方舱医院□　自行就诊□</td></tr>
<tr><td>患者去向</td><td colspan="5">隔离点□　居家隔离□　方舱医院□　定点非重症医院收治□　非新冠肺炎定点医院就诊□</td></tr>
<tr><td colspan="7">制定者：李寿彭　徐　芳</td></tr>
</table>

四、发热门诊患者的诊治与抢救标准操作规程

武汉协和医院（西院）为新冠肺炎危重症救治定点医院，发热门诊患者就诊流程和抢救标准操作规程如下。

1. 患者（含社区或集中隔离点和从事疫情防控相关工作人员要

求进行筛查的）就诊挂号，发热门诊候诊，分诊护士登记信息排号。

2. 指导病人如实填写病历封面，测体温，指脉氧饱和度和心率，发放武汉协和医院（西院）发热门诊病人就诊信息表。

3. 分诊护士指导患者如实填写就诊信息表。

4. 分诊护士电脑输入患者信息，填写患者信息表中护士填写栏。

5. 医生接诊，通过询问病史，按湖北省门诊病例书写规范书写门诊病历［含 BP、P、HR、R、SaO_2（指末氧饱和度）等］。

6. 核实病人居住社区，询问此次就诊前已检测 2019-nCoV 核酸的次数和结果，并记录。

7. 开具检查：血常规+CRP、肺部 CT。可酌情检查如：甲/乙型流感病毒抗原检测、肺炎支原体衣原体、呼吸道三项病毒抗原检测、尿常规、生化指标（电解质、心肌酶、肝肾功）、血沉、降钙素原、凝血功能、D-二聚体、动脉血气分析等，有条件者可行细胞因子检测。

8. 根据结果进行诊断分类，分疑似病例、确诊病例。同时判断临床分型：轻型、普通型、重型、危重型、极危重型。

9. 根据结果鉴别诊断，参照第六版鉴别诊断内容综合分析。

10. 医生识别“四类人员”。专人采样行呼吸道病原学检测即 2019-nCoV 核酸并填报传染病卡。

11. 实行病人分流

（1）对于轻型、普通型的疑似病例、确诊病例，会同相应辖区的社区、街道、公安机关等工作专班，由其决定患者下一步去向（含等待核酸结果期间），建议集中隔离点酒店或定点医院隔离治疗或方舱医院住院治疗，并提请区 CDC 筛查密切接触者。

（2）对于重型的疑似病例或确诊病例，采取发热门诊留观治疗，治疗参照《关于印发新型冠状病毒肺炎重型、危重型病例诊疗方案（试行第二版）的通知》和《关于印发新型冠状病毒肺炎诊疗方案（试行第六版）的通知》。

（3）对危重症、极危重型的疑似病例或确诊病例，立即留观监护吸氧，按照各项抢救诊疗常规及时抢救、处置，同时会同护士长建立拟收治病人情况一览表，履行报告和信息反馈制度，由发热门诊主任和主管领导共同决定收住相应病区，继续抢救治疗。

(4) 对于已排除非新冠的病人，依据其检查结果，最后研判，建议分流至非新冠患者就诊定点医院门诊就诊、住院，甚至是手术等治疗。

12. 对于特殊病群如孕产妇、急性心肌梗死、急性脑梗塞、脑出血、透析等患者，不受区域限制，不拒诊，不推诿，严格按相关流程救治。75 岁以上老人、有严重基础疾病患者、孕妇按重症对待。

13. 切实落实国家、省、市政府政策，关于“四类人员”执行“分类收治”“应收尽收”“应查尽查”“不漏一人”文件精神，按相关流程和医院政策诊治，做好医院和政府专班人员的交接，及时准确信息上报。

制定依据：

1. 国家卫生健康委员会办公厅和国家中医药管理局办公室联合下发的《关于印发新型冠状病毒肺炎重型、危重型病例诊疗方案(试行第二版)的通知》。

2.《关于印发新型冠状病毒肺炎诊疗方案(试行第六版)的通知》。

3.《武汉协和医院上呼吸道感染及新型冠状病毒肺炎诊疗策略专家共识(草案第 1 版)》。

4. 武汉市新冠肺炎疫情防控指挥部下发的《关于加强全市定点发热门诊患者分流管理的实施方案》。

(李寿彭　孙　鹏　章道华)

五、发热门诊接诊发热孕妇的说明

武汉协和医院(西院)作为新冠肺炎孕产妇收治定点医疗机构，不再承担非新冠肺炎孕、产妇的产前检查和产后保健工作。为保证发热产科有序开展工作，特做以下说明。

1. 发热门诊只负责诊断发热孕妇是否为新型冠状病毒患者或疑似患者，不负责孕妇的产检工作，请同事们耐心解释引导。

2. 如果发热孕妇出现阴道出血、阵发性腹痛等产科临产或流产指征，按以下两种情况分别对待处理。

（1）发热门诊和隔离产科需告知患者在没有确诊为新冠肺炎情况下住院治疗会发生交叉感染，并危及孕产妇及胎儿生命安全，如果患者明确表示知晓并承担感染病毒对自己身体健康带来的一切影响，可以收入住院楼 4 楼隔离产科观察治疗。

（2）对于确诊或疑似新冠肺炎的患者收入住院楼 4 楼隔离产科治疗。

3. 对于核酸检测阳性的孕妇不管孕周大小、有无产兆均具有收入隔离产科治疗的条件。

4. 对于无发热且未进行任何新冠病毒检测的孕妇本院一概不予接诊，引导至其他医院普通产科就诊。

（陈　辉　曾想之）

六、发热门诊患者留观准入标准与质量安全管理（试行）

（一）发热门诊留观室患者准入标准

1. 符合第六版新冠肺炎诊断重型、危重型的确诊和高度疑似危重症患者。

2. 轻型、普通型和高度疑似患者在发热门诊或输液室诊治过程中出现病情加重及生命体征不稳定者。

3. 由“120”救护车或社区医院转入我院的重型及危重型患者。

（二）质量安全标准

1. 发热门诊工作人员必须经过院感防护和培训后考核合格，方可上岗。

2. 工作人员进入留观室前必须按要求做好个人防护。

3. 遵守三级查房制度要求进行每天例行查房，科主任负责整个留观区诊疗质量管理。

4. 留观区病历单独放置、统一管理，未经授权不得翻阅查看。

5. 留观记录病历必须满足危重症医疗文件书写要求。

6. 凡遇留观区疑难病例，应及时申请会诊。

7. 留观区采取床旁交接班制度。

8. 值班医师在下班前应将危重患者的病情和处理事项记入交班簿，并做好交班工作。值班医师对重危病员应做好病程记录和医疗措施记录，并将扼要记入值班日志。

9. 对于留观区的死亡病例和疑难病例，严格执行死亡病例和疑难病例讨论制度。

10. 住院渠道通畅，有专门的办理住院专职人员，避免家属直接接触患者。

11. 建立家属探视制度，不准留陪。

12. 建立医疗质量安全管理小组，人员构成合理，职责明确。

（孙　鹏　尹　娟）

七、发热门诊及留观患者转入隔离病区管理流程

1. 符合收治标准的危重症患者应优先留观，具体参见《手册》中“发热门诊患者留观准入标准与质量安全管理（试行）”。

2. 对留观室危重症患者的一般信息和主要就诊情况汇总上报医护办并申请转入隔离病区，收到转运通知后开始进行转运前准备工作。

3. 转运前医师应充分评估患者转运的可行性，向家属交代病情及转运过程中可能出现的意外，取得患者及家属有效沟通并履行签字手续后方可转运。

4. 对批准转入隔离病区患者由协助中心统一办理入院手续。

5. 转运前再次评估患者生命体征和氧饱和度等情况，准备好转运过程中必要的急救仪器、物品和药品。

6. 转运前病人戴好口罩，医护人员按院感要求做好防护，电话通知隔离病区和协助中心后，沿发热病人专门通道将患者安全转移至约定的病区。

7. 转运途中应安排 2 名具有职业资格并具备一定临床经验的医护人员陪同，途中应密切观察患者的生命体征及病情变化，保持各种管道通畅，确保仪器运行良好。

8. 转运途中，如患者一旦出现意外情况，应立即使用携带的仪器、物品和药品进行就地抢救，同时上报科室并请求支援，并在抢救结束后补充病历资料。

9. 转运至隔离病区后，与接班医护人员在床边进行患者病情、病历资料、药品及其他物品等交接工作，并完成交接记录。

10. 转运后对该留观病房（含转运床）按院感要求进行消毒。

（尹 娟）

八、新冠肺炎疫期发热门诊运行管理及护理常规

（一）发热门诊规范分区和布局

1. 功能分区。发热门诊设立预检分诊区、候诊区、就诊区、留观区、抢救区、输液治疗区、放射检查区、检验区、门诊药房等。

2. 布局和建筑标准

（1）发热门诊应与其他门诊完全分隔，并做到空气气流互不相通。

（2）两通道划分：分别设立医务人员和患者的专用通道，有清洁物品和污染物品的出入口，各通道和出入口应设有醒目标志。

（3）三区划分：发热门诊内应设有清洁区、潜在污染区和污染区。清洁区包括医务人员值班室、卫生间（带浴室）、更衣室、储藏室等；潜在污染区包括医务人员办公室、治疗室等；污染区包括候诊区、诊室、输液室（含输液护士站）、留观室、抢救室、挂号收费室、化验室、放射室、药房、患者卫生间、污物处理间等。三区划分应明确，并有醒目标志。

（二）发热门诊设施

1. 院感防护设施：发热门诊防护设施应当符合《医院隔离技术规范》等有关要求。留观室或抢救室要加强通风，应关注气流方向，由清洁侧流向污染侧。配备符合要求、数量充足的医务人员防护用品。每个诊室、操作台和发热门诊出入口应当设有速干手消毒剂等手卫生设施。

2. 检查、检验设施：红外线体温仪、指脉氧监测仪、X 光机、

CT扫描机、生化分析仪、血象分析仪、呼吸道9项病毒核酸检测仪、血压计、心电图机、血糖仪、多功能心电监护仪、床旁血气快检仪、床旁B超机等，并设置专人、专区用于鼻、咽拭子的采集。

3. 治疗设施：吸氧装置、吸痰装置、急救车、除颤仪、无创及有创呼吸机等。

4. 门诊叫号系统和呼叫系统。

5. 转运设施：平车、轮椅、一次性床单。

6. 便民设施：热水、一次性水杯、医用外科口罩、防护口罩售卖机、导医服务、就诊路线指引牌、健康宣教栏、免费网上咨询。

7. 消毒设施：有条件的医疗机构，建议使用空气消毒机、紫外线灯或过氧化氢消毒机等。

（三）发热门诊护理人员配置与培训

1. 护理人员配置

（1）护士长配置：根据门诊工作量大小设置护士长2～4名，保证重要区域、不同时间段有护士长负责管理。护士长宜具有门急诊、感染科护理或急危重症护理经验为佳。须有奉献精神及协调能力。

（2）护士配置：将发热门诊所有护士分成若干小组，每组设有小组长1名，协助护士长协调及管理工作，另外还设有分诊护士、登记护士、责任护士和院感护士等。

2. 人员培训

（1）培训内容包括：新冠肺炎相关知识、管理制度与规范、三级防护院感相关知识等，做到上岗前人人考核过关，并做好记录。

（2）所有人员掌握发热门诊工作流程和职责，培训并跟岗1天，尤其注意防护服的穿脱细节及职业暴露的应急处置等，并考核过关。

3. 人员排班与轮换

（1）根据发热门诊工作特点，体现人文关怀，保证护士劳逸结合，弹性分时间段小组制排班，A班：8：00～13：00，B班13：00～18：00，P班18：00～1：00，N班1：00～8：00；每周休息2～3天,每2～3周轮换一次。

（2）护士长每天值班8小时，每两周轮换一次。对明显身体有问题的护理人员或心理上不能适应的护士或护士长及时调换。

(四) 发热门诊消毒隔离与防护

1. 工作人员的防护

(1) 采取二级防护。特别说明：为患者实施吸痰、呼吸道采样、气管插管和气管切开等有可能发生患者呼吸道分泌物、其他体内物质的喷射或飞溅的工作时，应采取三级防护，即二级防护的基础上，加戴面罩或全面型呼吸防护器。

(2) 上岗前需进行体温监测，并做好监测记录。向护士长报告有无发热、咳嗽、腹泻和恶心呕吐等身体不适情况。建议穿、脱防护服时两两一组，穿戴完毕后互相检查防护是否合格，分批、分时段进行，禁止人员聚集。

(3) 避免聚集就餐，同时就餐人数应不超过 10 人，就餐间距保持 1 米以上，取下口罩后禁止相互交谈及打电话。

(4) 除上班在岗的职工外，下班的职工必须尽快离开病区，不得在病区清洁区长时间逗留。

2. 患者及陪同人员防护：建议使用医用外科口罩，指导正确佩戴口罩和咳嗽礼仪；尽量分散坐；说话时保持安全距离。

3. 环境设施消毒

详见《手册》中“发热门诊清洁消毒制度”“隔离病区终末消毒制度”。

(五) 各区域患者护理

1. 预检分诊护理

(1) 主动接待患者，与患者打招呼，并礼貌称呼患者。

(2) 登记患者信息，包括日期、时间、姓名、年龄、性别、就诊卡号、住址、流行病学接触史、联系电话等，在门诊叫号系统上进行排号。

(3) 测量体温并记录。

(4) 测量血氧饱和度及心率并记录。

(5) 引导就诊，安排就诊人员入座等候，给未佩戴口罩的患者及陪同人员发放口罩，建议陪同人员到发热门诊外等候。

(6) 血标本采集。

(7) 咨询指导：听取回答患者的疑问咨询，提供尽可能的帮助。

2. 候诊区患者护理

（1）协助维持就诊秩序，提供就医和健康指导。

（2）护士主动巡视观察候诊患者情况。

（3）对面色、呼吸有异常或者患者家属提出患者有不适者测量指脉氧饱和度及心率并进行针对性处理。①指脉氧饱和度低于95%者但高于93%者，给予吸氧；②低于93%者，及时报告医生酌情安排提前就诊，给予氧气治疗或抢救。

3. 治疗区患者护理

（1）输液治疗：按规范配置液体；严格执行查对制度；输液；观察；及时巡视、换药和拔针。

（2）氧气治疗：迅速采用鼻导管或面罩吸氧，仍然不能缓解者，采用经鼻高流量吸氧或机械通气。

（3）病情观察

1）血氧饱和度及心率监测：①对接受输液治疗的患者每人测量血氧饱和度及心率一次；②血氧饱和度低于93%的患者每小时观察血氧饱和度、心率、面色、呼吸和有无胸闷不适，并记录；③氧气治疗患者每小时观察血氧饱和度、心率、面色、呼吸和有无胸闷不适，并记录。如果发现患者有异常，应及时通知医生做好相应处理和记录工作。

2）用药观察，分区域进行巡视。部分患者使用抗病毒药物产生恶心、腹泻、头晕，使用抗生素时可能会出现过敏反应，护理人员在用药过程中要注意观察，同时根据医嘱和药物要求调节输液速度。

（4）转运患者：负责转运过程中的病情观察、治疗、安全和交接班。

（5）及时向医生汇报病情，参与患者抢救工作。

（6）听取回答患者的疑问咨询。

（7）询问患者的需求，提供尽可能的帮助。

4. 病毒核酸检测护理

详见《手册》中“新型冠状病毒咽拭子标本采集操作流程”及“新型冠状病毒核酸检测样本送检规程”。

5. 留观区患者护理

（1）工作人员防护措施：采取二级防护。

(2) 妥善安置患者：患者绝对卧床休息，协助患者取半卧位，增加肺通气量，减轻呼吸困难。出现休克征象时帮助患者取仰卧中凹位，减少搬动，注意保暖。留观区要准备好急救药品及抢救设备，均处于完善备用状态。

(3) 落实治疗措施：应根据医嘱积极应用抗病毒药，并用抗生素治疗继发细菌感染，同时给予输液及氧气治疗。若血氧饱和度持续降低，应及时给予有效氧疗措施，如面罩给氧，必要时经鼻高流量氧疗、无创或有创机械通气等。

(4) 病情观察：每小时巡视并记录。每4小时测量体温、脉搏、呼吸和血氧饱度，观察有无寒战以及有无胸闷不适和呼吸困难，观察患者皮肤黏膜的颜色、尿量和意识状态是否正常，注意观察有无血压降低、发绀、尿量减少、四肢湿冷、神志模糊烦躁等休克征象。

(5) 及时向医生汇报病情，参与患者抢救工作。

(6) 饮食管理、生活护理、陪护管理等：按照“新冠肺炎患者护理质量管理要点”“新冠肺炎隔离病区探视管理制度”执行。

(7) 收治入院：留观患者由发热门诊医生评估是否需要收治入院，医护部门全院统一协调，严格把控收治入院指征，合理调配全院床位资源。

(8) 转运入院：需转运入院的患者，由专班人员负责，启动专门绿色通道、沿专属路径，转运至隔离病房，并做好与收治科室医生、护士之间的交接及记录。

(9) 遗体处置：详见手册中“疑似、确诊新冠肺炎患者遗体处置流程”。遗体清运结束后，相关区域按“隔离病区终末消毒制度”行局部终末消毒。

(徐 芳 邱 慧)

参考文献

[1] 国家卫生健康委员会办公厅,国家中医药管理局办公室.新型冠状病毒肺炎诊疗方案(试行第六版)[R/OL].(2020-02-18).http://www.nhc.gov.cn/yzygj/s7653p/202002/8334a8326dd94d329df351d7da8aefc2.shtml.

第四章　隔离病区管理制度与规范

一、新冠肺炎患者入院标准

符合新冠肺炎确诊标准，并具下列之一者：

（1）呼吸窘迫，RR≥30 次/分。

（2）静息状态下，指氧饱和度≤93%。

（3）动脉血氧分压（PaO_2）/吸氧浓度（FiO_2）≤300 mmHg（1 mmHg=0.133 kPa）。

（4）肺部病灶进展迅速，或年龄大于 60 岁、合并糖尿病、心、脑、肺、肝肾等基础疾病者，或免疫抑制人群。

（张建初　程范军）

二、新冠肺炎住院患者分类分层指导原则

参考国家卫生健康委员会《新型冠状病毒肺炎诊疗方案（试行第六版）》，结合我院临床经验，对新冠肺炎住院患者进行分类分层管理，具体如下：

（一）分类

1. 疑似病例

2. 确诊病例

具体见本手册《发热门诊新冠肺炎诊断标准》。

（二）分层（临床分型）

根据是否有临床症状、是否有肺炎、肺炎的严重程度、是否出现呼吸衰竭、休克、有无其他器官功能衰竭等分为。

1. 轻型。

临床症状轻微，影像学未见肺炎表现。

2. 普通型。

具有发热、呼吸道等症状，影像学可见肺炎表现。

3. 重型。

符合下列任何一条：

（1）出现气促，RR≥30 次/分。

（2）静息状态下，指氧饱和度≤93%。

（3）动脉血氧分压（PaO_2）/吸氧浓度（FiO_2）≤300 mmHg（1 mmHg＝0.133 kPa）。

（4）肺部影像学显示 24～48 小时内病灶明显进展＞50%者按重型管理。

4. 危重型。

符合以下情况之一者。

（1）出现呼吸衰竭，且需要机械通气。

（2）出现休克。

（3）合并其他器官功能衰竭需 ICU 监护治疗。

（张建初　程范军）

三、新冠肺炎住院患者诊疗流程与指南

（一）入院大病历的记录及上报

1. 未确诊病例需记录新冠病毒核酸结果、检测时间，或是否已申请行新冠病毒核酸检测。

2. 确诊病例需记录新冠病毒核酸检测结果及检测时间。

3. 记录甲乙流核酸、支原体、衣原体、腺病毒、呼吸道合胞病毒、柯萨奇 B 组病毒、呼吸五项抗体检测结果。

4. 传染病报告：根据国家规定和公共卫生要求在电子病历系统中完成传染病病例上报工作。

（二）新型冠状病毒肺炎新入院患者诊治建议

处置流程如图 4-1 所示。

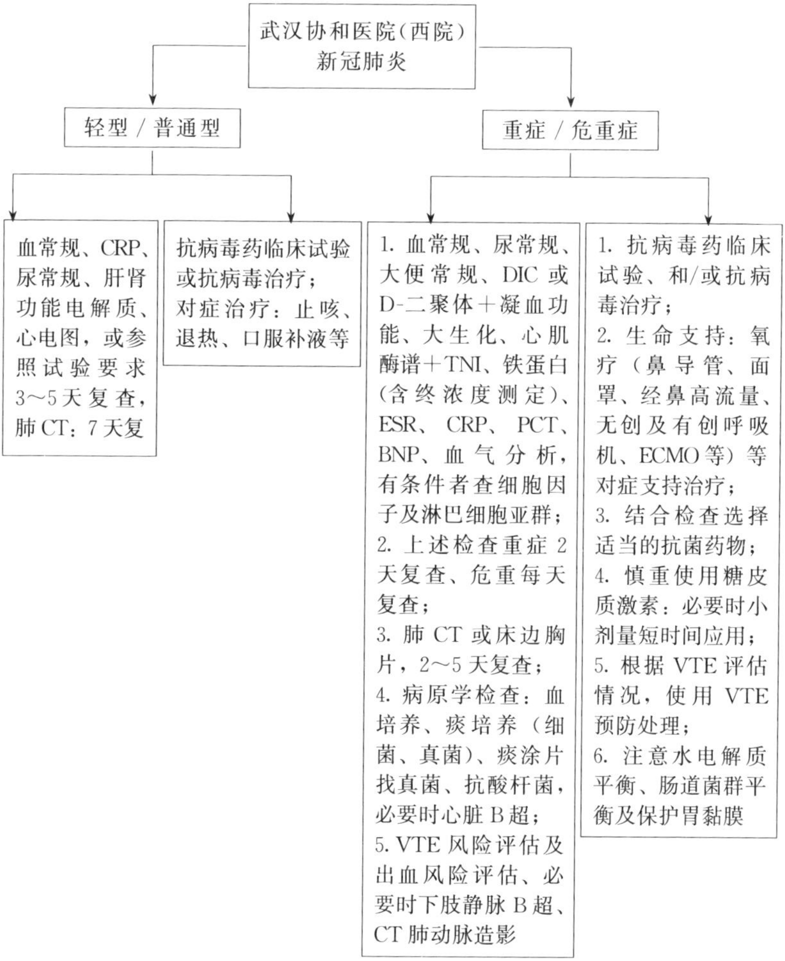

图 4-1　武汉协和医院（西院）新冠肺炎分层处置图

1. 交代病情：因新型冠状病毒肺炎患者病情进展及变化极快，入院时均需告知病人家属病情及预后。高龄或合并基础疾病、氧饱和度低或进展快的患者需告病危。

2. 根据病情决定是否行心电监护，同时对于重型、危重型病人，常规行VTE风险评估和出血风险评估，并给予相应的预防措施。

3. 氧疗：如患者血氧饱和度低于 93%，建议给予氧疗；首先考虑鼻导管持续吸氧，并根据血氧饱和度情况调节氧流量至 5 L/min 为宜；如经过上述处理仍不能维持血氧饱和度在 93%以上，建议给予面罩给氧、流量 5～10 L/min；重症、危重症患者可经鼻高流量给氧、无创呼吸机（CPAP 或 BiPAP 模式）或有创呼吸机辅助呼吸。

经鼻高流量吸氧或无创呼吸机通气治疗 2 小时，如病情无改善、氧饱合度＜93%或氧合指数＜150 mmHg、呼吸窘迫，或患者不能耐受无创通气，分泌物增多、剧烈咳嗽或血液动力学不稳定，应及时过渡到有创通气（肺保护性通气策略，注意隔离防护措施），降低呼吸机相关肺损伤，必要时俯卧位通气或体外膜氧合（ECMO）等。

4. 抗病毒治疗：目前没有明确有效的抗病毒治疗方法。符合入、排标准的合适病例，建议参与有关新冠肺炎的临床试验。

（1）α-干扰素：500 万 IU 加入 2 mL 生理盐水中雾化吸入，bid。

（2）阿比多尔：0.2 g（2 片），po tid。

（3）洛匹那韦/利托那韦片：400/100 mg（2 片），bid。

（4）利巴韦林：0.5 g/次，2～3 次/天、静脉滴注。

（5）磷酸氯喹：500 mg，bid，po（不适用于：年龄＜18 岁或＞65 岁者、危重型、心律失常及慢性心脏病者、视网膜病变者等，还需注意与其他药物间的相互影响）

抗病毒药物一般疗程不超过 10 天，并不建议同时作用 3 种或以上抗病毒药物。

5. 抗细菌感染：对于诊断为新型冠状病毒肺炎的患者（社区获得性肺炎+新型冠状病毒核酸阳性），首先需要做好鉴别是否有耐药细菌感染（院外已经使用广谱抗菌药物至少 3 天以上，结构性肺病，气道分泌物耐药菌培养阳性）的危险因素。如果没有上述危险因素，建议按照《中国成人社区获得性肺炎诊断和治疗指南（2016 年版）》，选择β-内酰胺＋大环内酯，或者单用呼吸氟喹诺酮类药物。病情反复、病程较长或淋巴细胞持续减少者，需复查痰细菌及进行真菌涂片及培养、血液 G＋GM，必要时使用抗曲霉菌药物。

6. 糖皮质激素：成人（定义为年龄≥18 岁），症状（包括发热、咳嗽或其他相关感染症状）发生 10 天以内，影像学证实肺炎合并影像学快速进展；静息未吸氧状态下，患者血氧饱和度 SpO_2≤93%或呼吸急促（呼吸频率≥30 次/分）或氧合指数≤300 mmHg。可小剂量使用甲强龙 40 mg，qd～q12h（或地塞米松 5～10 mg/天）3～5 天观察变化，可根据患者临床病情及影像学表现酌情延长疗程或逐步减量，并警惕其副作用，并酌情使用抑酸剂。

7. 人免疫球蛋白：不作常规使用。如缺氧、呼吸困难加重，合并严重感染，可酌情给予人免疫球蛋白 15～20 g 冲击治疗 3～5 天。

8. 对症支持治疗：补充维生素 C、注意水电解质平衡、维持人体内环境稳定、使用肠道微生态调节剂、保护重要脏器功能、循环支持、中药治疗等。

医嘱模板如图 4-2 所示，供参考。

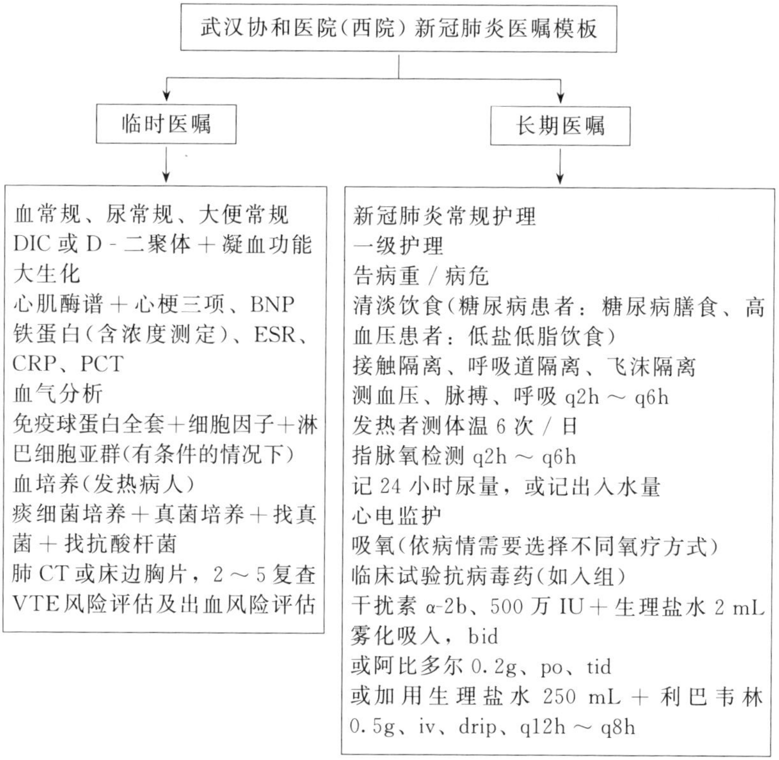

图 4-2　武汉协和医院（西院）新冠肺炎重症、危重症医嘱参考模板

（张建初）

四、新冠肺炎呼吸支持氧疗方法与选择

氧疗与气道支持可能是新冠肺炎最为重要的治疗方法，正确、及时、有效的氧疗及气道支持对患者的预后有着重要的影响。参考中国医师协会体外生命支持专业委员会的原则建议，现将不同气道支持氧疗的适用说明发布如下，供大家参考。

（一）鼻导管吸氧

当患者出现以下情况时应立即考虑氧疗：SpO_2＜93%；呼吸窘迫（RR＞24 次/min）。根据血氧饱和度情况调节氧流量至 2～5 L/min 为宜（需接湿化瓶）。

（二）面罩吸氧

若鼻导管吸氧后血氧饱合度仍＜93%、呼吸窘迫，或患者初始 SpO_2＜85%，面罩吸氧（流量 5～10 L/min），尽快纠正缺氧，若有选择可改为经鼻高流量吸氧等其他呼吸支持形式。

（三）经鼻高流量氧疗（HFNC）

主要给患者提供相对恒定的吸氧浓度（21%～100%）、温度（31℃～37℃）和湿度的高流量（最高达 60～80 L/min）气体，并通过鼻塞进行氧疗。就其新冠肺炎的应用简介如下：

1. 适应证：无紧急气管插管指征；轻一中度Ⅰ型呼吸衰竭（150 mmHg≤P/F＜300 mmHg）；轻度呼吸窘迫（呼吸频率＞24 次/min）；对传统氧疗或无创正压通气不耐受或有禁忌证者；辅助撤机拔管。（P/F：血氧分压/吸入气氧浓度）

2. 禁忌证：重度Ⅰ型呼吸衰竭，通气功能障碍（pH＜7.30）；矛盾呼吸；气道保护能力差，有误吸高危风险；血流动力学不稳定，需要应用血管活性药物；面部或上呼吸道手术不能佩戴 HFNC 者；鼻腔严重堵塞；HFNC 不耐受。

3. HFNC 临床操作

（1）温度设置：非气管切开患者上机的温度设置为 31℃或者

34℃，后根据舒适性和痰液黏稠度适当调整；气管切开患者上机的温度设置为37℃。

（2）流速：初始设置为35～45 L/min，滴定吸入氧浓度维持血氧饱和度在93%以上，结合血气分析动态调整流速和氧浓度。

4. HFNC撤离标准：原发病控制后逐渐减低HFNC参数，如果能达到HFNC<25 L/min、FiO_2<30%，即可改为鼻导管吸氧。

5. 应用注意事项：①上机前应与患者充分交流，说明治疗的目的并征得患者同意；②体位：建议半卧位；③选择合适型号的鼻塞，建议使用小于鼻孔内径50%的鼻导管；④对于张口呼吸患者嘱其闭口呼吸，若不能配合可改为鼻面罩方式；⑤避免湿化过度及不足，严密观察气道分泌物性状，按需吸痰；⑥注意管路积水；⑦使用过程中注意观察生命体征、呼吸形式运动及血气分析变化，避免延迟插管；⑧注意调节鼻塞固定松紧；⑨注意使用过程中的各种报警并及时处理。

6. 监测：在使用HFNC治疗后（2～4小时）应严密监测疗效反应，若持续出现以下情况注意需要更改其他支持方式：呼吸频率>35次/min；SpO_2<90%；胸腹矛盾呼吸；合并PCO_2>45 mmHg；pH<7.35；出现循环不稳定等情况。

（四）无创正压通气（NPPV）

无创正压通气常用模式包括持续气道正压通气（CPAP）和双水平正压通气（BiPAP），无创正压通气治疗低氧血症呼吸衰竭时需要床旁关注治疗细节。

1. 模式选择：因CPAP人机同步性优于BiPAP，首选CPAP模式；对于不能耐受CPAP或者合并慢阻肺患者可考虑选择BiPAP。

2. 初始压力设置：①设定CPAP为5 cmH_2O，FiO_2 100%，30～60分钟后抽取动脉血气分析评估ARDS严重程度；②逐步调节压力至8～10 cmH_2O。

3. 禁忌证：气道分泌物多/排痰障碍；严重感染；极度紧张；严重低氧血症PaO_2<45 mmHg；严重酸中毒pH<7.20；近期上腹部

手术后；严重肥胖；上气道机械性阻塞。心跳呼吸停止；自主呼吸微弱、昏迷；误吸可能性高；合并其他器官功能衰竭（血流动力学不稳定、严重脑部疾病、消化道大出血/穿孔）；面部创伤/术后/畸形。

4. 应用注意事项：①上机前需与患者沟通治疗目的及简单原理，消除恐惧，取得患者的配合；②体位：半卧位，床头抬高30°～45°；③治疗过程中每2小时需要给患者喂水；④一次佩戴时间不要超过4～6小时，避免长时间压迫引起压力性溃疡；⑤根据患者面部的大小，选取合适的鼻面罩；⑥面罩固定松紧适宜；⑦嘱患者治疗过程中尽量闭口使用鼻子呼吸；⑧若患者胃肠胀气明显，可考虑置胃管行胃肠减压；⑨使用过程中注意观察生命体征、呼吸运动形式及血气分析变化，识别失败的高危因素，避免延迟插管。

5. 无创正压通气治疗低氧血症呼吸衰竭失败常见的高危因素：休克；多脏器功能衰竭；高APACHEⅡ评分；P/F＜147 mmHg；VTE＞9.5 mL/kg；高RR；高分钟通气量；NIV治疗后影像学进展；$PaCO_2$增高等。

6. 撤离：待患者原发病控制及病情稳定后，可采取以下方法：①逐步减低压力支持水平；②逐渐减少通气时间（先减少白天，再减少夜间）。

（五）有创正压通气

若患者使用HFNC或者NPPV治疗观察2小时，均难以纠正呼吸衰竭，出现进行性加重的呼吸窘迫、或低氧血症，或意识改变，或血流动力学不稳定，或出现$PaCO_2$升高时，应立即考虑早期气管插管和有创通气，避免延迟插管增加死亡风险。

1. 模式：A/C（首选），若患者呼吸较强可考虑选PSV+PEEP模式。

2. 通气策略：

（1）潮气量：小潮气量（4～8 mL/kg）

（2）平台压：控制Pplat＜30 mmH_2O

（3）PEEP：高PEEP水平（＞12 cmH_2O），可根据肺的可复张性调节PEEP，目前缺乏标准设置个体化PPEP水平。

（4）俯卧位通气：可常规实施，每次不低于 12 小时。

（5）肌松药物：患者出现严重呼吸窘迫和人机不协调、呼吸驱动过程难以实施小潮气量或者重度 ARDS 时可考虑使用，不作为常规推荐。

（6）肺复张手法：主要应用于难治性低氧血症患者的补救措施，不能常规应用于 ARDS 患者。

3. 人工气道的管理：①使用密闭式吸痰管进行气道分泌物引流；②按需吸痰，避免频繁吸痰导致患者呛咳；③避免或减少床旁纤维支气管镜操作；④插管时建议选用带声门下吸引的气管导管，持续负压进行声门下分泌物引流操作；⑤气囊压力检测，维持气囊压力 25～30 cmH_2O，避免漏气或引起压力性溃疡；⑥避免进行胸部物理治疗；⑦注意看护，避免非计划拔管；⑧慎重行气管切开。

4. 注意事项：①每日要评估能否拔管；②检测生命体征，血气分析，并调整呼吸机相应参数；③观察呼吸机治疗相关并发症：气胸、痰液引流不畅、气管导管移位等；④使用过程密切关注各种报警，并及时处理；⑤注意 VAP 的预防。

（六）体外膜肺氧合（ECMO）

体外膜肺氧合（ECMO），已广泛应用于重症心肌炎、重症流感病毒性肺炎等，而新冠肺炎可引起重度急性呼吸窘迫综合征（ARDS），且目前发现前期死亡患者大多出现严重心肌损伤，同时新冠肺炎引起的肺部损伤具有自限性，在无明显禁忌证情况下可早期启动 ECMO 治疗。

其指征为在最优的通气条件下（$FiO_2 \geq 0.8$，潮气量为 6 mL/kg，PEEP≥10 cmH_2O），如果无禁忌证，且满足以下条件之一即可启动 ECMO。①$PaO_2/FiO_2 < 50$ mmHg 超过 3 小时；②$PaO_2/FiO_2 < 80$ mmHg超过 6 小时；③$FiO_2 = 1.0$，$PaO_2/FiO_2 < 100$ mmHg；④动脉血 pH＜7.25 且 $PaCO_2 > 60$ mmHg 超过 6 小时，且呼吸频率＞35 次/分；⑤呼吸频率＞35 次/分时，血 pH＜7.2 且平台压＞30 cmH_2O；⑥严重漏气综合征；⑦合并心源性休克或者心脏骤停。

重症新冠肺炎呼吸支持流程见图 4-3。

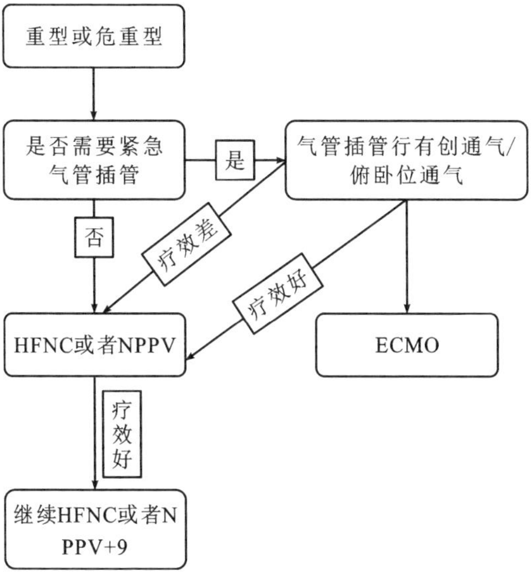

图 4-3　重症新冠肺炎呼吸支持流程图

（张建初　贺新良）

五、收治新冠病毒感染孕产妇预案

（一）发热产科工作流程

1. 所有感染新冠病毒的疑似或确诊孕产妇均应由发热门诊确诊，发热门诊只负责诊断患者是否为新型冠状病毒感染阳性或疑似患者，不开展产检工作。

2. 门诊确诊或疑似新冠肺炎患者，不论孕周大小均收入 4 楼西隔离产科病房治疗。

3. 孕妇分娩或剖宫产均在手术室提供的 4 号或 5 号隔离手术间进行。在 4 楼西病区楼层与手术室之间有专用隔离通道。入院时除短时间能分娩的孕妇外（初产妇宫口接近开全、经产妇宫口开大 3 cm及以上），其他孕妇应在感染科医生和产科医生联合会诊后决定是否终止妊娠，分娩方式首选剖宫产。

4. 现阶段不进行新型冠状病毒感染阳性或疑似阳性孕妇的引产工作。

5. 产后新生儿处理

(1) 新生儿出生后常规进行新型冠状病毒咽拭和肛拭检查。新生儿原则上一律转具备新生儿病房的定点隔离儿童专科医院隔离和治疗，隔离观察时间至少在14天以上。对家属要求行家庭隔离的正常新生儿（Apgar评分1分钟9～10分，5分钟9～10分，足月儿），则必须在社区医务人员监督和指导下进行家庭隔离工作，并定期进行新生儿咽拭复查。

(2) 早产、窒息、新生儿肺炎等异常新生儿转隔离儿科观察和治疗。

6. 产妇哺乳建议：由于新生儿至少隔离14天以上，产妇病情治疗结束时间不确定，建议产妇退奶，退奶方法首选口服溴隐亭1#，每天两次，连续口服1周，可减少使用雌激素引起的恶心不适等症状；不推荐肌注雌激素，应减少针刺伤的发生。对于愿意进行母乳喂养的产妇，需保持奶头干净和通畅，定时挤出乳汁，预防乳腺炎发生，并至少进行两次乳汁病毒检查，呈阴性才具备母乳喂养的条件。

（二）隔离产科工作指南

1. 孕妇入院后应听胎心，孕妇自测胎动，确定胎儿是否存活；若胎动和胎心出现异常情况时需行B超检查了解胎儿宫内情况。对于胎儿达到存活孕周的孕妇若需进行内科治疗，为避免药物对胎儿的影响，可剖宫产终止妊娠后再进行内科治疗。晚孕患者若发生死胎情况，为避免死胎综合征危及孕妇生命安全，可考虑剖宫产尽快分娩，有利于新冠肺炎的治疗。

2. 危、重症患者用药原则上优先考虑挽救孕妇生命。在需使用对胎儿危害大的药物治疗时，在胎儿已达到可以存活孕周时，可行剖宫产终止妊娠，减少药物对胎儿的影响，增加新生儿存活的机会；若孕周太小、胎儿出生后难以存活则以内科治疗为主，待患者治愈后再考虑引产。

3. 早、中孕新冠肺炎孕妇尽可能选用影响胎儿较小的B类或C

类药物。若病情变化或基础疾病严重需要使用对胎儿有危害的药物，此阶段不考虑胎儿情况，待孕妇肺炎治愈后择期引产。

4. 药物使用。

（1）抗病毒：建议使用FDA妊娠安全等级C类药物，尽量避免D类药物使用。可使用洛匹那韦利托那韦（200 mg/50 mg，每粒）2粒，bid。

（2）抗生素：选择FDA妊娠安全等级B类药物。

5. 妊娠结局。

（1）如孕周＜28周，以感染科治疗为主，经积极治疗得以控制，继续妊娠；如病情快速进展，需终止妊娠。

（2）终止妊娠指征及方式

1）如已足月，应尽快终止妊娠有利于全身治疗；

2）阴道分娩：初产妇入院时宫口接近开全，且分娩条件好；经产妇宫口开大3 cm以上，且分娩条件好，可考虑阴道试产；

3）手术终止妊娠指征：

①重症肺炎，病情控制不理想；②各种产科急诊情况及胎儿窘迫；③临产但短期无法分娩。

4）麻醉方式：连硬外麻醉或全麻。

6. 新生儿的防护指南。

新生儿建议隔离至少14大，产妇未愈前，不应母乳喂养。

由于孕妇高热及低氧血症，发生胎儿宫内窘迫、早产等产科风险增加，应严密监护胎儿宫内情况。新生儿转诊新生儿科时应做好隔离。

（三）基础设施及工作人员防护设施的配备

1. 病房防护隔离改造及消毒设备的增添。

2. 全楼层隔离通道的建立。

3. 分娩患者为超级传播源，医护人员的防护设备要按三级防护配备。

4. 充足的值班人员配备。

注：考虑到传染性，在各项准备到位的情况下才能开展隔离产科的工作，稍有疏忽就会直接影响母婴和产科工作人员生命安全。

（陈 辉 曾想之）

六、疑似或确诊新冠肺炎孕产妇就诊及住院流程

如图 4-4 所示。

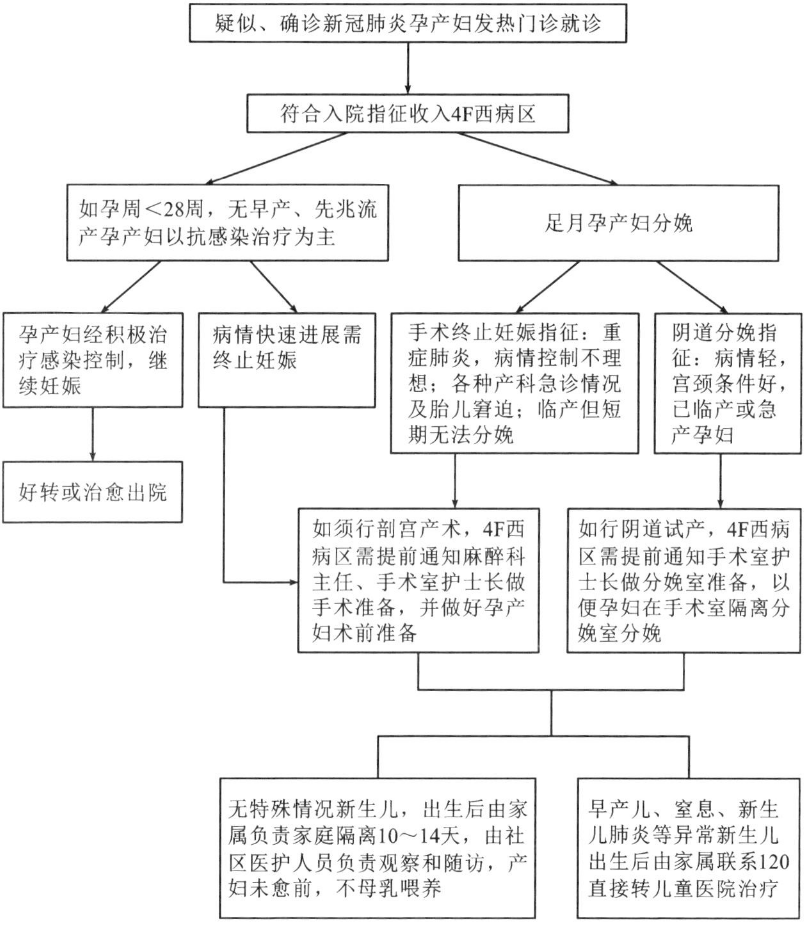

图 4-4　疑似或确诊新冠肺炎孕产妇就诊及住院流程

（郜　勇　李云程　袁　凤　韩晓丹）

七、新冠肺炎患者护理质量管理要点

（一）新冠肺炎患者护理流程图

如图 4-5 所示。

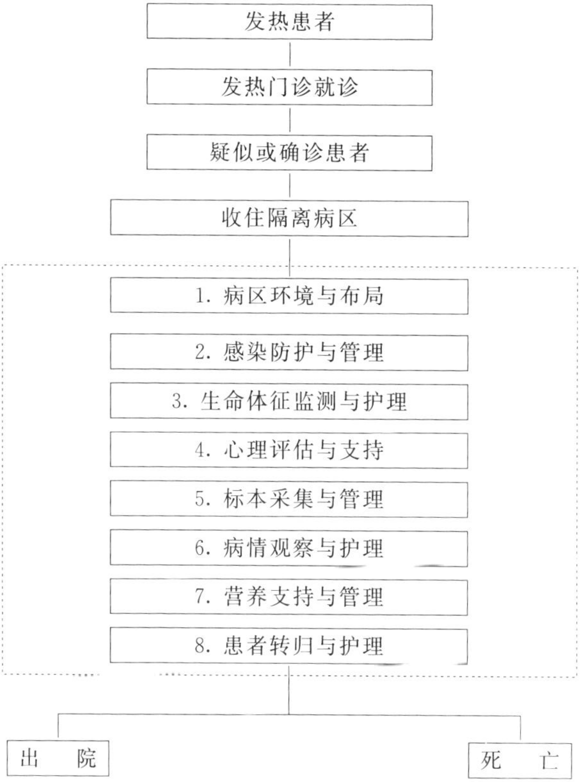

图 4-5　新冠肺炎患者护理流程

（二）预检分诊

全院各门、急诊分诊台护士接诊患者时应做到。

1. 询问就诊患者是否发热。

2. 为发热患者及其陪同者发放医用外科口罩、询问流行病学史（发病前 14 天内曾接触过发热伴有呼吸道症状的患者，或有聚集性发病）。

3. 专人带领发热患者至发热门诊排查，且提前通知发热门诊做好接诊及隔离准备。

4. 在岗医务人员穿工作服、带一次性工作帽、正确佩戴医用外科口罩，遮住口鼻，鼻夹调整到位，做好自身呼吸道防护。

（三）生命体征检测与护理

1. 严密监测患者生命体征变化。重点监测体温，呼吸节律、频率和深度及血氧饱和度等。

2. 发热患者根据医嘱给予退热处理。

3. 使用退热药物后应密切监测体温变化和出汗情况。

4. 使用无创呼吸机辅助通气患者，应按医嘱调节吸气压力、呼气压力和吸氧浓度等参数，密切观察氧疗效果；保护面罩接触部位的皮肤，必要时使用减压贴，防止面部皮肤压迫性损伤；指导患者有规律地放松呼吸，避免张口呼吸。

5. 行气管插管或气管切开需建立人工气道的患者，护理人员需在实施三级防护措施下，采用密闭式吸痰，做好人工气道管理。

（四）标本采集与管理

1. 根据医嘱，在实施三级防护措施下，正确采集患者呼吸道分泌物及血标本。

2. 严格设置专人、专用工具和流程，转运患者标本，并有记录。

3. 医疗废物严格按照院感规定处理，使用双层包装，包装外应有明确标识并及时密封规范处置，患者生活垃圾按医疗废物处理。

（五）病情观察与护理

1. 观察患者意识及全身症状，如全身肌肉疼痛、乏力、食欲下降等。

2. 观察患者咳嗽、咳痰、胸闷、呼吸困难及紫绀情况、测量血氧饱和度。

3. 遵医嘱实施氧疗，并观察氧疗效果。氧疗装置专人专用，防止交叉感染。

4. 重症患者记录 24 小时出入量，观察呕吐物及大便次数、性质和量等。

5. 遵医嘱按时、按剂量正确给药，注意观察药物不良反应。

6. 对生活不能自理的患者，做好日常护理。

7. 做好患者的健康指导，保证充分的睡眠、营养等。

8. 落实皮肤护理，做好压力性损伤的预防与护理。

9. 预防并及时发现患者并发症，遵医嘱正确实施护理措施。

10. 准确进行护理评估，预防坠床、跌倒等意外事件的发生。

（六）营养支持与管理

1. 采用营养风险筛查简表（NRS 2002）对患者营养状况进行评估。

2. 加强营养支持，给予高热量、高蛋白、高维生素、易消化的饮食。

3. 轻症患者鼓励每日保证充足饮水量。

4. 重症患者根据医嘱给予肠内或肠外营养支持。

（七）患者转归与护理

1. 出院患者健康指导

（1）出院者继续到其辖区所在的隔离点进行隔离与观察 14 天。

（2）公共场合佩戴口罩。

（3）勤洗手。

（4）增强免疫力，做好个人防护及自我体温监测与病情转归的动态观察。

（5）出院后第 2 周、第 4 周到医院进行随访、复诊。

2. 死亡患者尸体处理

（1）患者死亡后，要尽量减少尸体移动和搬运，由接受过培训的工作人员在严密防护下及时处理。

（2）用 3 000～5 000 mg/L 的含氯消毒剂或 0.5%过氧乙酸棉球或纱布填塞患者尸体口、鼻、耳、肛门、气管切开处等所有开放通道或创口。

（3）用浸有消毒液的双层布单包裹尸体，装入双层尸体袋中，由民政部门派专用车辆直接送至指定地点尽快火化。

（刘义兰　罗　健　钱　英　李　姗　黄俐荣）

八、新冠肺炎患者的心理评估与疏导

（一）心理评估

患者自评个人心理状况

1. 询问患者担心状态："如果按1～10分评判，这种担心大概可以打几分？"

2. 询问患者焦虑状态："如果按1～10分评判，这种焦虑大概可以打几分？"

3. 询问患者恐惧状态："如果按1～10分评判，这种恐惧大概可以打几分？"

4. 询问患者存在的其他心理、情绪状态如愤怒等："如果按1～10分评判，这种其他心理、情绪状态大概可以打几分？"

（二）心理疏导

对于患者自评心理状态≥4分的进行心理疏导，疏导的方法措施如下。

1. 护士热情接待患者，并主动介绍自己与责任医生，向患者讲解隔离病房的环境及设施使用情况，消除患者紧张心理。

2. 向患者讲解新型冠状病毒的相关疾病知识，帮助患者正视自己患病及疫情信息，理性、客观认识疫情的信息，减少其自责及愤怒等情绪。鼓励患者积极配合治疗，树立战胜疾病的信心。

3. 帮助患者接受自己被感染的事实，并检视患病过程中自己生活方式、个人防护方面存在的不足及如何进一步进行改进。

4. 每日早、中、晚三个时间段分别利用1～5分钟的时间完成自我对情绪反应的心理监测。

5. 帮助患者寻找并认识患病的意义。

6. 出现负面情绪时，指导患者采用呼吸调节法、全身渐进性肌肉放松法缓解情绪。

7. 与患者一起制定隔离病房的日常生活计划安排，学会独处。

8. 鼓励患者利用现代信息工具每日与亲人、朋友沟通，消除其寂寞、恐惧的心理。

9. 对使用高流量吸氧、无创呼吸机的患者，使用前耐心向患者讲解其目的与使用注意事项及配合要点，消除其恐惧心理。

10. 心理疏导结束后，再次采用“1～10 分”计分法评估患者的情绪状态，评价心理疏导的效果。

（刘义兰 罗 健 钱 英 李 姗 黄俐荣）

九、隔离病区护士长及责任护士工作职责

（一）隔离病区护士长工作职责

1. 在护理部主任的领导和指导下，负责隔离病区护理工作的行政管理、业务技术管理。

2. 负责本病区的各项消毒隔离，督促新型冠状病毒肺炎医院感染各项防控措施的落实，做好终末消毒并按要求监测、上报。

3. 负责本病区防护用品的合理领用。

4. 负责本病区护理质量管理工作，督促护理人员严格执行各项规章制度和技术操作规程，严防差错事故的发生。

5. 关心隔离病区护理人员的思想、工作、学习和生活等情况，必要时给予指导、帮助和支持，提高护士工作的积极性。

6. 参与并指导各项护理工作，对复杂的护理技术操作、危重、大手术及抢救病人的护理，应亲自参与并进行现场指导。

7. 根据需要，科学、合理安排护理人员的分工和排班。

8. 对支援护士进行新型冠状病毒肺炎医院感染相关知识及个人防护的培训及考核。

9. 协调好与各病区及病区内医护人员的关系，构建和谐科室氛围。

10. 准确及时传达医院及护理部相关制度和要求，并在实际工作中认真贯彻执行。

11. 按要求及时、准确完成各种登记、报表。

12. 为医护、患者订餐。

（二）隔离病区责任护士工作职责

1. 做好自我防护：正确穿戴防护用品（二级防护）；如为患者进

行咽拭子标本采集、吸痰等操作时需戴面屏，执行三级防护。

2. 与上个班次护士进行交接班，交班内容包括患者病情、治疗、仪器设备及特殊事项等。床边察看患者，与患者打招呼，礼貌称呼患者。

3. 密切观察患者病情，包括意识、生命体征、血氧饱和度；发现异常及时处理及报告，并做好各项护理记录。

4. 实施健康教育：禁止探视和陪护；提醒患者戴口罩；讲解新型冠状病毒肺炎相关知识、药物知识；进行出院指导。

5. 落实患者治疗性操作，及时更换输液。

6. 根据患者需求做好生活护理，必要时协助患者进餐、翻身、洗漱等。

7. 了解患者需求，提供相应的帮助。

8. 了解患者心理状态，提供心理支持和人文关怀。

9. 配合患者的转运工作。

10. 检查护理设备功能完好情况，必要时及时报修。

11. 检查锐器盒、治疗盘内所有用物、外走廊内所有手消剂有效期。对效期临近的及时更换。

12. 与接班护士进行交接班。

13. 下班出隔离病区时，按流程正确脱去防护用品。

（刘义兰　罗　健　钱　英　李　姗　黄俐荣）

十、新冠肺炎住院患者出院标准及居家隔离注意事项

根据国家卫健委发布的《新型冠状病毒肺炎诊疗方案（试行第六版）》，结合诊疗实际，制定以下新冠肺炎患者出院标准。

同时满足以下 5 项标准。

1. 体温恢复正常 3 天以上。

2. 呼吸道症状明显好转。

3. 肺部影像学显示急性渗出病灶明显吸收。

4. 连续两次呼吸道病原核酸检测阴性（采样时间间隔至少 1 天）。

5. 轻型/普通型者病程≥2 周，重型/危重型者病程≥3 周，或病

情好转后转至隔离点隔离治疗至病程期满。

出院医嘱：嘱辖区隔离点继续隔离观察2周，若无不适2周后复查肺部CT，不适随诊。

居家隔离注意事项：

1. 继续进行14天自我健康状况监测；密切关注发热、咳嗽等症状，出现此类症状一定要及时就近就医。

2. 佩戴口罩，有条件的居住在通风良好的单人房间，居室多通风换气并保持整洁卫生。

3. 减少与家人的近距离密切接触，分餐饮食。

4. 坚持安全的饮食习惯，食用肉类和蛋类要煮熟、煮透。

5. 增强卫生健康意识，适量运动，保障睡眠、不熬夜可提高自身免疫力。

6. 保持良好的个人卫生习惯，咳嗽或打喷嚏时用纸巾、袖子或肘部掩住口鼻，经常彻底洗手，不用脏手触摸眼、鼻、口。

7. 尽量避免外出活动。

（张建初　李云程　苏　颖）

十一、新冠肺炎疫情期间住院病历管理

全院各临床科室：

为做好疫情期间的病案管理工作，减少由于处理纸质病历而可能造成的交叉感染，特对疫情期间的住院病历管理做如下说明：

1. 隔离病区中，除需患方签字的病历文书以外，尽量书写电子病历，待疫情结束后统一在清洁区打印；患方签字文书使用塑料袋封装，密封保存，并定期用酒精进行消毒。由收治的隔离病区安排专人集中保管，建立专门台账登记文书对应的患者姓名、住院号和资料页数信息，以防止病历资料的丢失。

2. 待疫情结束后统一将隔离病区中的纸质病历文书及台账运送至病案室进行消毒归档。运送过程中要注意密封保存，运送人员及病案室接收人员要注意隔离防护，以防止院内感染。

3. 填写电子病历新型冠状病毒肺炎诊断时，按国家卫健委发布的新的诊断编码进行查询选择（表 4-1）。

表 4-1 诊断编码

序号	ICD-10 代码	代码名称	代码注释
1	U07.100	2019 冠状病毒病	统计代码
2	U07.100x001	新型冠状病毒肺炎	适用于确诊新型冠状病毒肺炎住院患者，为主诊代码
3	U07.100x002	新型冠状病毒感染	适用于确诊感染住院患者（不包括新型冠状病毒肺炎），为主诊代码
4	U07.100x003	新型冠状病毒肺炎临床诊断病例	适用于湖北省等地新型冠状病毒肺炎临床诊断病例住院患者，为主诊代码
5	Z03.800x001	新型冠状病毒肺炎疑似病例	适用于新型冠状病毒肺炎疑似病例住院患者，不可做主诊，在其他诊断标注使用

4. 为了真实反映新型冠状病毒肺炎病例 DRGs 的权重，在填写出院病人病案首页时注意出院诊断及手术、操作的填写完整。

5. 疫情期间请注意电子病历书写的及时性，并及时提交出院患者电子病案首页。

（李 迪 李 军）

十二、新冠肺炎病人医保诊断填报须知

为做好参保新冠肺炎患者结算工作，根据省市医保政策要求，请医疗组务必根据省市医保部门提供的“新型冠状病毒感染相关ICD10 代码名称”，在新冠肺炎病人出院前完善“电子病历—医保诊断—省医保/市医保”的填写，以免影响后续医院与医保部门的费用结算。省市医保部门提供的新冠肺炎可选择的诊断见本手册《新冠肺炎疫情期间住院病历管理》。

具体操作：进入“电子病历—医保诊断—省医保/市医保”界面，点击诊断后面的字典库，在下拉菜单的“查询条件中”输入医保诊断描述的首字母拼音缩写，进行查询和选择即可。

（陈 颖）

第五章　提请注意的重要诊疗事项

一、重症新冠肺炎患者病情预警与先发治疗（建议稿）

初步观察显示，年龄≥65 岁、CRP≥20 mg/L、淋巴细胞计数≤800 个/μl、肺实变累及内带、DIC 初筛异常等可能为独立预后因素是病情恶化的警讯。需尽快采用先发治疗，才可能降低病情恶化的风险，达成提高有效率、降低死亡率的目标。

建议将高龄（≥65 岁）、或伴有基础疾病（慢支、COPD、冠心病、重症高血压、需要胰岛素的糖尿病、风湿免疫病、其他传染病等）、免疫抑制治疗、器官移植、血液净化、放化疗等作为独立风险因素。上述情形只要合并 SARS-CoV-2 感染均可纳入重症管理。

建议将超高龄（≥75 岁）、存在任何器官功能不全，或者上述基础疾病没有很好控制的新冠肺炎患者均纳入极危重型管理。

建议将起病满一周以上，经前期治疗未见明显好转的患者，列入重症/危重症可能，加强临床观察、加密辅助检查，出现加重情形时立即以重症患者的标准实施经验性先发治疗。

（张建初　余　阳　程范军）

二、新冠肺炎患者急救气管插管的应急预案与技术流程

（一）发热门诊、隔离病区确诊/临床诊断/疑似病例急救插管适应证

1. 高流量鼻导管氧疗或无创机械通气情况下，病情无改善甚至恶化，表现为严重低氧血症（BiPAP 呼吸机的适应证是在吸氧 3～

5 L/min条件下血氧饱和度低于 93%、气促无改善 R>30 次/min、神志清醒能配合的患者）。

2. 不能自行清除呼吸道分泌物、呼吸道分泌物较多需要反复吸引者。

3. 因面部创伤无法佩戴面罩或鼻导管的患者。

4. 呼吸心跳骤停患者。

（二）插管患者病房准备事项

1. 人员准备：请管床医生和/或能熟悉呼吸机的使用和维护，以及能熟悉吸痰操作的医护人员护士协助。

2. 物品准备：

（1）患者禁食水 6 小时以上。

（2）同意书签署。

（3）开放静脉通路（20 号以上留置针）和三通阀，连接 0.9%生理盐水。

（4）做好生命体征的监测（心电图、血氧饱和度和血压）。

（5）有创呼吸机、电源、氧气、螺纹管、模肺连接好，调好呼吸机参数。

（6）备用充满氧气的氧枕。

（7）连接好吸痰装置（负压吸引头、吸引器、连接管和封闭式吸痰管）。

（8）提前开好医嘱，备好镇静维持药物。

（三）麻醉科工作人员行气管插管前注意事项

1. 接到电话通知后，再次确认气管插管适应证，了解病人年龄、性别、体重、合并症。

2. 检查呼吸机，确认呼吸机参数设置合适，确认静脉通道开放，评估气道状况。

3. 为降低暴露风险，建议由经过培训的、经验丰富的麻醉医生，一人完成全部操作。

4. 为减少气管插管引起病人呛咳，导致病原体扩散，建议给与适度镇静及充分肌松插管。

5. 因难以预料困难气道、气管插管3次不成功者，改为置入喉罩。

（四）行气管插管操作时的防护采取三级医疗防护措施

1. 按院感要求做好个人防护，具体见本手册《新冠肺炎防护用品使用要求》。

2. 穿戴顺序：手消毒→戴帽→戴医用防护口罩→戴护目镜/面屏/护目型医用口罩→穿隔离衣/防护服→穿鞋套→戴手套。

3. 脱防护用品顺序：脱鞋套→摘手套→手消毒→脱隔离衣/防护服→手消毒→摘护目镜/面屏→手消毒→摘医用防护口罩→手消毒→摘一次性圆帽→手消毒/洗手→更换医用防护口罩、一次性工作帽。

4. 脱摘防护用品过程中避免抖动，防护服脱下后由内面卷好放入黄色垃圾桶内，防护物品应弃入双层黄色垃圾袋后放至规定区域。

5. 赴感染区或为疑似病例插管者须妥善消毒后方可再次进入手术室，严禁穿着个人防护设备离开污染区，严禁将任何使用后的防护衣物带回手术室。

（五）插管前准备

1. 防雾处理。防雾处理是重中之重，否则很难达到快速准确气管插管。建议到达发热门诊或隔离病区前即进行防雾处理。处理方法：

（1）防雾试剂喷洒防护眼罩，佩戴眼镜的医生同时喷洒眼镜进行防雾处理。

（2）活力碘涂抹：将碘伏倒入眼罩中，左右晃动，充分平铺后倒出多余碘伏，放置晾干。

（3）用纱布将洗手液或洗洁精均匀涂抹在防护眼罩上，待干燥后使用。

2. 麻醉药品：携带快速起效的全麻诱导药物，丙泊酚或依托咪酯、芬太尼、罗库溴铵等。

3. 急救药品：准备麻黄碱、阿托品、肾上腺素、沙丁胺醇、氨茶碱等。

4. 气管插管器具：单独放置的一次性可视喉镜镜片（用后遗弃），一次性气管插管包及适合型号的气管导管和喉罩。可视喉镜管芯、视频设备插管后在污染区进行紫外线消毒，然后放置在重症病房特定位置（隔离存放）。

（六）插管流程

1. 准备气管插管前务必再次检查患者监护设备（心电图、血压和脉搏氧饱和度）、插管设备（可视喉镜、口咽通气道、气管导管、插管管芯）、辅助呼吸设备（呼吸球囊、面罩），理顺患者头侧各种仪器线路和供氧设备，吸痰设备并抽取抢救药品备用。

2. 诱导前给氧：通过带储氧袋的面罩、呼吸面罩、BiPAP 呼吸机等，用 100%FiO_2预充氧 5 分钟。患者清醒状态下经面罩高流量给氧；BiPAP 呼吸机情况下加大氧流量，意识消失前尽量避免加压辅助通气。重症肺炎患者，特别是幼儿、肥胖或怀孕的患者，可能会在插管过程中脉搏血氧饱和度迅速下降。

3. 麻醉诱导过程（要求至少一名隔离病区护士或医生全程参与配合）

（1）对于发热门诊患者病史不详者按饱胃处理。

（2）对于重症病房患者，到达病房时，由于患者佩戴 BiPAP 呼吸机，无法进行气道评估，建议不要摘除患者呼吸面罩进行气道评估，按困难气道处理。先给予丙泊酚 40 mg，观察在加深镇静情况下，患者血氧饱和度变化（病房普遍存在镇静不足和无创呼吸机对抗情况），待血氧饱和度上升时，再次给予丙泊酚 60～80 mg，同时给予罗库溴铵 1～1.5 mg/kg、芬太尼 2～4μg/kg，强调此时不要撤除 BiPAP 呼吸机。

4. 快速插管：给药 60～90 秒后确保肌松剂起效，快速撤除呼吸氧疗面罩或 BiPAP 呼吸机面罩，快速置入可视喉镜或普通喉镜（一次性），迅速完成插管，此时尽量由麻醉医生一人完成，必要时可让护士按麻醉医生指令提供相应帮助（护士帮助递导管、拔管芯、递牙垫、注射器、胶布等），保证气管插管顺利完成。

5. 导管深度判断：严重肺部病变患者不能通过听诊呼吸音判断导管深度，推荐观测双侧胸廓起伏程度及呼吸机呼吸波形及呼吸参数综合判断。有条件者可利用呼吸末二氧化碳或纤支镜检判断气管导管位置，或者通过床边超声检查气管导管是否误入食道来间接判断气管导管位置。不建议通过听诊判断气管导管深度，生命体征稳定后可行床旁胸片判断气管导管深度。

6. 对存在口腔分泌物患者，若无呼吸道梗阻情况，建议完成气管插管后再行封闭式气道吸引。

7. 若反复插管不顺利，患者血氧饱和度极低，建议快速置入喉罩行机械通气，待氧合改善后，再决定是否需要再次气管插管。

（七）插管后管理

1. 完善相关医嘱、插管记录。

2. 建议常规镇静，避免病人挣扎导致气管导管被咬塌陷甚至脱出，杜绝气管导管脱出二次插管，必要时可以使用肌松药消除自主呼吸，下气管插管护理医嘱，使用0.5%红霉素软膏保护角膜。

3. 采用肺保护性通气策略，即小潮气量（4～8 mL/kg，理想体重）和低吸气压力（平台压<30 cmH_2O）进行机械通气，以减少呼吸机相关肺损伤，可以查动脉血气调整呼吸参数。

（八）插管后病房患者镇静镇痛管理方案

呼吸机治疗插管患者镇静维持建议方案：

第一阶段：基本镇静（根据情况选1种或2种方案叠加）

1. 泵注：丙泊酚0.5～3.0 mg/（kg·h），酌情增减。

2. 泵注：右美托咪定0.2～0.7 μg/（kg·h），酌情增减。

3. 泵注：咪达唑仑0.05 mg/（kg·h），酌情增减。

第二阶段：镇静＋镇痛（根据情况选1种）

1. 泵注：舒芬太尼0.1～1 μg/（kg·h），酌情增减。

2. 泵注：瑞芬太尼0.05～2.0 μg/（kg·min），酌情增减。

第三阶段：镇静＋镇痛＋肌松

罗库溴铵泵注0.01～0.012 mg/（kg·min），或单次静推罗库溴铵0.1～0.2 mg/kg。

（陈向东　姚尚龙　肖维民　林　云　胡晓敏　聂冰清）

三、新冠肺炎患者机械通气撤机拔管流程

如图5-1所示。

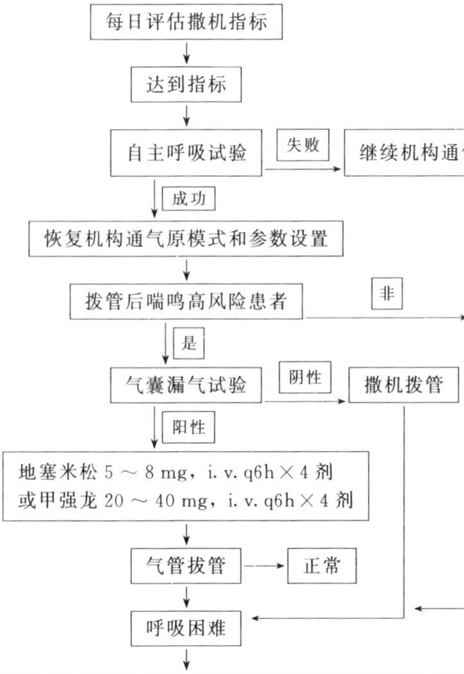

原因	喉头水肿	支气管痉挛	分道分泌物阻塞	声带麻痹	肌松药残留
处理	肾上腺素 0.3 mg＋生理盐水 3 mL，雾化吸入	支气管扩张剂	吸痰，督促咳痰，雾化稀释痰液，振动排痰，辅助咳痰	喉返神经受损？	肌松药拮抗剂

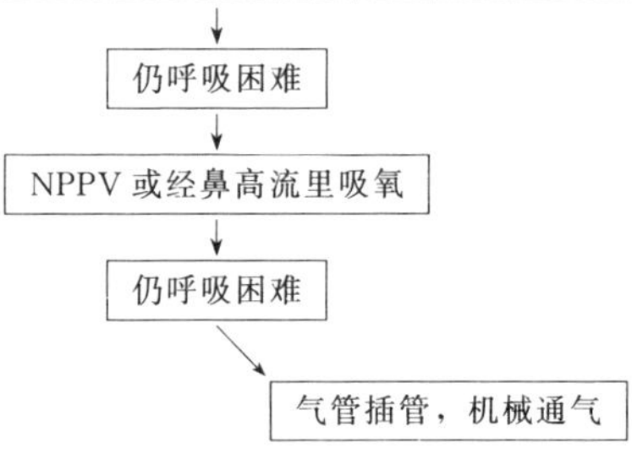

图 5-1　新冠肺炎患者机械通气撤机拔管流程

（张挪富　徐远达　付朝晖）

1. 每日评估撤机指标（表 5-1）

表 5-1 每日评估撤机指标

新冠肺炎	原发病显著改善，T＜38℃，pH≥7.25，Hb≥80 g/L
呼吸系统	RR＜30 次/分，PaO_2/FiO_2≥200，PEEP≤8 cmH_2O 浅快呼吸指数（RSBI）（RR/Vt）＜105 分钟通气量＜10 L/min 静态呼吸系统顺应性＞25 mL/ cmH_2O 气道闭合压（$P_{0.1}$）−3～−6 cmH_2O 最大吸气压（MIP 或 NIF）−20～−30 cmH_2O
血流动力学	稳定，HR＜120 次/分，无活动性心肌缺血，多巴胺或多巴酚丁胺＜5 ug/kg/min，去甲肾上腺素＜5 ug/min
神经系统	神志清醒，无需镇静或只需少量镇痛镇静，能听从指令，能配合
气道保护能力	有呛咳反射且气道分泌物不多
	咳嗽峰流量＞60 L/min
	白卡片试验阳性

白卡片试验：将一张白色卡片放在距气管插管开口 1～2 cm 处，鼓励患者咳嗽，重复 3～4 次，若分泌物喷到卡片上即为阳性。

2. 自主呼吸试验（SBT）

（1）方法：持续 30～120 min（COPD120 min，其他情况 30 min）。

①T 管试验：清除口鼻腔和气囊上滞留物，脱呼吸机，T 管加温加湿吸氧；②PSV：压力 5～7 cmH_2O，FiO_2 不变；③CPAP：PEEP5 cmH_2O，FiO_2 不变。

（2）SBT 失败的表现：达到以下任意一条指标，即为 SBT 失败（表 5-2）。

表 5-2 观察指标

主观指标	焦虑或躁动 意识障碍 大汗 紫绀 其他呼吸费力的表现：辅助呼吸肌动员，表情痛苦，主诉呼吸困难

续表

客观指标	PaO_2≤50～60 mmHg 且 FiO_2≥0.5，或 SpO_2<85%～90% $PaCO_2$>50 mmHg 或增加超过 8 mmHg pH<7.32 或 pH 下降≥0.07 RR>35 次/分，或增加 50% Vt<5 mL/kg RSBI>105 HR>140 次/min，或增加 20% SBP>180 mmHg，或增加 20% SBP<90 mmHg 新发的心律失常

3. 拔管后喘鸣高风险患者：困难气管插管，气管插管损伤，气管插管>6 天，气管导管直径粗，女性，意外拔管后重新插管

4. 气囊漏气试验：评价上呼吸道的通畅程度

方法：①准备工作：充分吸除口鼻腔和气囊上滞留物，V－A/C 模式，设置吸气潮气量 Vt 吸 10 mL/kg，监测容量－时间曲线；②气囊完全放气；③连续记录 5～6 次呼出潮气量的大小，取其中最小三个数值的平均值 Vt 呼；④气囊充气；⑤恢复原模式和参数；⑥气囊漏气试验阳性标准（成人）：Vt 吸 － Vt 呼 < 110 mL 或（Vt 吸－Vt 呼）/Vt 吸<15%。

5. 困难撤机原因（表 5-3）

表 5-3　困难撤机原因

机体系统	困难撤机原因		
呼吸系统	气道阻力增加	人工气道	气管插管直径过小
			气切导管移位
			痰　栓
		主气道	痰　栓
			异　物
			气管软化或气管狭窄
		小气道	哮　喘
			COPD
			ARDS

续表

机体系统	困难撤机原因		
	呼吸系统顺应性下降	肺	内源性 PEEP
			肺部感染
			肺水肿
			肺泡出血
			肺不张或肺实变
			肺间质疾病
		胸　廓	水　肿
			腹腔内压力升高
			胸腔积液或腹腔积液
			肥　胖
			畸　形
中枢神经系统	谵　妄		
膈肌力量	呼吸中枢至膈肌任何部位病变	脑梗塞	
		脑出血	
		颅内其他疾患（肿瘤，感染等）	
		脊髓疾患	
		重症肌无力	
		格林巴利综合征	
		低钾周期性麻痹	
		ICU 获得性肌无力	
循环系统	心源性肺水肿，心源性休克，心律失常		
内分泌与代谢	肾上腺皮质功能减低，甲状腺功能减低，营养不良，低磷血症，低镁血症，发热，酸中毒		

四、重症新冠肺炎患者推荐使用抗缺氧抗炎药物的建议

新冠肺炎影响气体交换致患者处于不同程度的乏氧状态，可以引起细胞组织坏死、细胞内物质释放，进一步加重 SARS-CoV-2 感染所导致的炎性坏死与免疫应答的炎症因子风暴，进而加重或产生多细胞、组织的缺血、缺氧性损害，出现多器官多系统功能损害。

由此推断，辅助使用这类药物能直接细胞提供能量、助力细胞呼吸、抑制炎性细胞因子释放的药物，可能有助于提高疗效。现面向各病区推荐使用：

方案一：能量合剂＋塞来昔布（静脉＋口服）

方案二：ATP 40 mg tid＋塞来昔布（200～400 mg/次，2 次/d 口服）

能量合剂用法用量：为粉针剂，每支含辅酶 A 50U、三磷酸腺苷（ATP）20 mg 及胰岛素 4U。肌注一次 1 支，用 2 mL 生理盐水溶解后肌注，一日 1～2 次或一次 1～2 支溶于 5%葡萄糖液 500 mL 中缓慢静滴。

方案三：ATP 40 mgTiD 口服，蜂胶和 CoQ10 口服可以试用

关于中药：参类中药具有肯定的抗缺氧作用，在无法准确辨证施治的情况下推荐使用太子参、西洋参煎服，对合并消化道症状者使用党参、红景天与冬虫夏草仅用于新冠肺炎康复出院且肺部无明显病灶者增加免疫力，其他情况则需谨慎使用。

欢迎大家尝试，如需要相关文献可与作者联系。上述治疗仅为辅助用药，勿需对照与伦理，但须留有医嘱。

（程范军）

五、收治发热合并急腹症预案

1. 所有疑似或确诊新冠肺炎合并急腹症的病人均应由发热门诊首诊，并由腹部外科医生会诊；对于确诊新冠肺炎并符合腹部外科收治条件的病人才能收入腹部外科专治病房（10 楼西病区）；如无外科手术指征的患者由其他楼层收治，10 楼西病区负责住院患者腹部外科情况的会诊工作。

2. 腹部手术后患者原则上转至腹部外科专治病房收治；原则上不直接收治患者或外院手术后转入病人。

3. 腹部外科手术均应在中心手术室隔离手术间进行，参加手术人员要按要求做好防护。医院负责建立 10 楼西病区以及各楼层通往手术室之间隔离通道。

4. 参加手术人员，根据疾病的类型及拟行手术方式由诊疗组长

具体协调安排；胃肠疾病由胃肠外科主任负责；肝胆疾病由肝胆外科主任负责；血管疾病由血管外科主任负责。

（高金波）

六、新冠肺炎患者院内 VTE 防治流程（简化版）

临床观察发现重症、危重症新冠肺炎患者病程中发生静脉血栓栓塞（VTE）的风险显著增加，并严重影响患者预后，提高静脉血栓认识具有重要意义。

血管外科建议选择 Caprini 评分量表预判 VTE。发现 D-二聚体阳性者须排查 VTE，下肢静脉彩超和肺动脉 CTA 是诊断 VTE 的可靠手段。

VTE 物理预防设备梯度压力袜（GCS）及间歇充气加压泵（IPC）优先提供接受有创呼吸支持或长期卧床者使用，其余患者自行踝泵运动。

附件 1：VTE 风险评估量表-Caprini（表 5-4）

表 5-4 VTE 风险评估量表-Caprini

项目评分	病 史	实验检查	手 术
1 分/项目	年龄 41～60（岁） 肥胖（BMI30～39） 异常妊娠 妊娠期或产后（1 个月） 口服避孕药或激素替代治疗 卧床的内科患者 炎症性肠病史 下肢水肿 静脉曲张 严重的肺部疾病，含肺炎（1 个月内） 肺功能异常，COPD 急性心肌梗塞 充血性心力衰竭（1 个月内） 败血症（1 个月内） 大手术（1 个月内）	抗心磷脂抗体阳性*	计划手术时间<1 h

续表

项目评分	病　史	实验检查	手　术
2分/项	年龄61～73（岁） 石膏固定（1个月内） 患者需要卧床大于72 h 既往恶性肿瘤病史 肥胖（BMI40～49）		中心静脉置管 腹腔镜手术>45分钟 计划手术时间>1 h 关节镜手术
3分/项	年龄≥75（岁） VTE病史 VTE家族史 肝素引诱导血小板减少症（HIT） 肥胖（BMI≥50） 浅静脉血栓病史 活动性肿瘤 其他促先天或后天血栓形成危险因素	狼疮抗凝物阳性* β2-糖蛋白I阳性* 高同型半胱氨酸血症* PROC优势突变1或2* THBD优势突变*	
5分/项	脑卒中（1个月内） 急性脊髓损伤（1个月内）	蛋白C缺乏症* 蛋白S缺乏症* 抗凝血酶缺乏症* 血栓调节蛋白缺乏症*	下肢关节置换术 髋部、骨盆或下肢骨折多发性创伤（1个月内）

VTE风险	Caprini评分	不采取预防措施VTE发生率	推荐预防方案
极低度	0	<0.5%	
低度	1～2	1.5%	早期活动
中度	3～4	3.0%	药物预防或物理预防
高度	5～8	6.0%	药物预防和/或物理预防
极高度	≥8	11.0%	药物预防和物理预防

附件 2：新冠肺炎住院患者 VTE 的防治流程（简化版）

一、VTE 的预防及诊断（图 5-2）

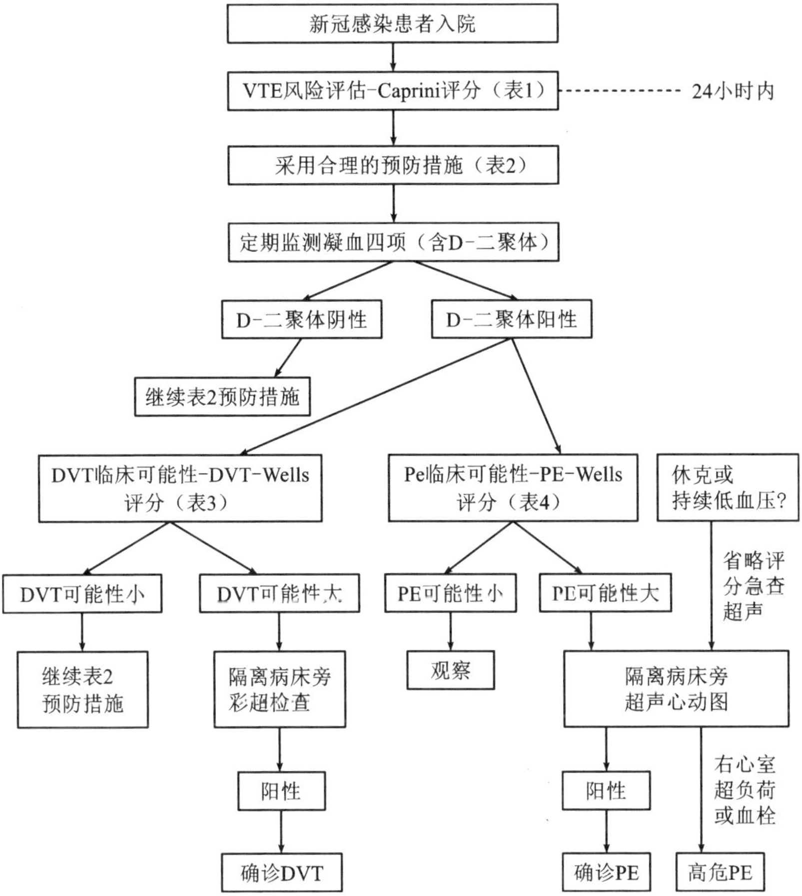

图 5-2 VTE 的预防及诊断

二、VTE治疗

（一）血栓部位

1. 股/髂/下腔静脉

（1）无抗凝禁忌：规范抗凝→迅速进展者联系血管外科导管溶栓或吸栓治疗。

（2）有抗凝禁忌：建议植入下腔静脉滤器→抗凝禁忌消失恢复抗凝。

（植入下腔静脉滤器可在彩超辅助下床边实施）

2. 腘及小腿静脉

（1）无抗凝禁忌者规范抗凝。

（2）有抗凝禁忌者密切追踪1周进展：有进展且仍有抗凝禁忌→建议植入下腔静脉滤器；有进展但抗凝禁忌消除→规范抗凝。

3. 上肢静脉/导管相关

（1）无抗凝禁忌者规范抗凝。

（2）有抗凝禁忌者密切随访，如症状加重联系血管外科会诊。

4. 肺栓塞（PE）

（1）中低危者抗凝治疗。

（2）高危者直接溶栓治疗＋抗凝，若合并DVT建议植入下腔静脉滤器。

（二）确诊VTE后治疗注意事项

1. 规范抗凝：注意评估出血风险，监测凝血功能

进食困难者：低分子肝素4 000 IU，ih，q12h；

进食正常者：利伐沙班20 mg，po，qd；或达比加群110 mg，po，bid。

2. 溶栓治疗：建议在专科指导下进行

RT-PA：0.6 mg/kg静脉滴注15 min，最大总量不超过50 mg；

尿激酶：4 400 IU/kg静脉滴注10 min，随后4 400 IU/kg/h，持续12～24 h。

3. 下腔静脉滤器

（1）发热为相对禁忌，至少需3天以上不发热，无明显细菌或真菌感染证据；

（2）优先选择床旁超声下滤器置入术；

（3）床旁超声评估下腔静脉及肾静脉：难以定位/下腔静脉内血栓/双下腔静脉→转DSA；可定位→备手术相关耗材进入隔离区行滤器置入术。

4. 治疗疗程：DVT至少3～6个月，PE至少6～12个月，导管相关血栓至少3个月。

5. 住院期间其他治疗：嘱抬高患肢、加强踝泵运动，气管插管患者可加用物理预防。

附件 3：VTE 预防措施（表 5-5）

表 5-5　VTE 预防措施

预防措施	说　明
A. 基础预防 1. 手术操作尽量轻柔、精细，避免静脉内膜损伤。 2. 规范使用止血带。 3. 术后抬高患肢，防止深静脉回流障碍。 4. 常规进行静脉血栓知识宣教，鼓励患者勤翻身、早期功能锻炼、下床活动、做深呼吸及咳嗽动作。 5. 术中和术后适度补液，多饮水，避免脱水。 6. 建议患者改善生活方式，如戒烟、戒酒、控制血糖、控制血脂、避免久坐等	无
B. 物理预防 1. 足底静脉泵、间歇充气加压装置及梯度压力弹力袜等，利用机械原理促使下肢静脉血流加速减少血液滞留，降低术后 VTE 的发生率。 2. 推荐与药物预防联合应用。单独使用物理预防仅适用于有高危出血风险的患者。 3. 出血风险降低后，仍建议与药物预防联合应用。 4. 患侧肢体不宜采用物理预防措施的患者可在对侧肢体实施预防	1. 充血性心力衰竭，肺水肿或下肢严重水肿。 2. 已发生下肢深静脉血栓形成、血栓性静脉炎或肺栓塞。 3. 间歇充气加压装置和梯度压力弹力袜不适用于下肢局部情况异常（如皮炎、坏疽、近期接受皮肤移植手术）、下肢血管严重动脉硬化或其他缺血性血管病、下肢严重畸形等
C. 药物预防 1. 普通肝素： 5 000 IU，q12 h，皮下注射或静滴。 2. 低分子肝素（LMWH）：常用依诺肝素 4 000 IU皮下注射，qd。 3. 利伐沙班：10 mg 口服，qd。 4. 达比加群：150 mg 或 220 mg 口服，qd	1. 出血高危风险者为药物预防禁忌。 2. 出血风险降低时应及时补充药物预防。 3. 普通肝素会引起肝素诱导血小板减少症（HIT））发生率 0.5%～5%，常发生于第 5～10 天，应监测血小板数量。 4. 非手术患者预防至制动因素消失或出院，通常为 7～10 天。 5. 腹部或盆腔大手术患者预防至术后 4 周。 6. 骨科大手术患者：预防至术后 35 天。

（李毅清　王维慈）

七、新冠肺炎并发 DIC 的诊治

（一）概述

DIC 是在许多疾病基础上，致病因素损伤微血管体系，导致凝血活化，全身微血管血栓形成、凝血因子大量消耗并继发纤溶亢进，引起以出血及微循环衰竭为特征的临床综合征[1]。危重症新冠肺炎患者因免疫力低下继发细菌真菌感染以及体内的炎症因子风暴都是诱发 DIC 的高危因素。

（二）诊断

DIC 的诊断依赖临床表现和实验室指标动态观察、综合判断。为精确量化 DIC 的诊断标准，中华医学会血液学分会血栓与止血学组于 2014 年起通过多中心、大样本的回顾性与前瞻性研究，建立了中国弥散性血管内凝血诊断积分系统（Chinese DIC scoring system，CDSS）。该系统突出了基础疾病和临床表现的重要性，强化动态监测原则，而且涉及的实验室检测指标简单，易于普及。经临床实战检验，CDSS 积分系统能够早期识别新冠肺炎合并 DIC，并与 DIC 的严重程度有相关性。

1. 临床表现：多发出血倾向是 DIC 最常见的临床表现之一，但我们临床观察其在危重型新冠肺炎患者出现较少，而微循环障碍和脏器功能损伤甚至衰竭较为多见。具体表现为：不能用其他原因解释的短期内呼吸窘迫加重/肝肾功能异常/意识障碍/心肌受损/休克。然而新冠肺炎患者年龄偏大，合并症多，加之治疗药物的影响，对临床判断往往造成诸多干扰，因此诊疗过程中需动态观察，仔细甄别，以期尽早发现预警信号，早期干预。

2. 实验室指标：参照近期有关新冠肺炎患者临床特征的回顾性研究结果，结合我院临床实践中观察到的现象，总结出新冠肺炎患者凝血实验指标的特点为：重症/危重症患者的 D-二聚体明显升高，部分会出现血小板的减少，PT 轻中度延长，APTT 少有异常。值得注意的是，我们同时关注到，对于大多数重症患者，纤维蛋白原多为正常或升高，一旦出现纤维蛋白原的下降，排除肝脏合成减少所致，提示显性 DIC。各项实验指标对新冠肺炎合并 DIC 预警的价值不尽相同，其敏感性依次为：D-二聚体升高＞血小板减少＞PT 延长＞纤维蛋白原降低＞APTT 延长；特异性依次为：纤维蛋白原进行性下降＞血小板进行性减少＞PT 延长＞D-二聚体升高（以上排序仅为临床实践体会，尚有待于临床研究加以证实）。

3. DIC 诊断积分系统微信小程序（图 5-3）：根据临床表现和实验室检查进行简单勾选，可以非常简便的得到精准积分，并且可进一步进行动态评分管理、历史数据导出、以及治疗建议参考。

（三）治疗

1. 去除诱因是关键：抗病毒、抗感染、抑制炎症风暴等。

2. 抗凝治疗：新冠肺炎，尤其是危重症患者，机体处于高凝状态。DIC 早期 PT/APTT 正常或缩短，血小板不一定低但呈进行性下降趋势，纤维蛋白原不低，出现微血管栓塞/休克/脏器功能衰竭等早期临床表现时，需进行抗凝治疗。

适应证：没有严重活动性出血；不能用其他原因解释的短期内呼吸窘迫加重/肝肾功能异常/意识障碍/心肌受损/休克；明显多发栓塞现象（如皮肤黏膜栓塞或灶性缺血性坏死）。

普通肝素：推荐小剂量和皮下注射，首次 5 000 U，随后每 6～8 h，2 500 U，根据病情连续使用 3～5 天。

低分子量肝素：每日 50 IU/kg，分两次皮下注射，间隔 12 小时，根据病情决定疗程。

3. 替代治疗：大量血栓形成往往会导致消耗性 PLT 下降、PT/APTT 延长、纤维蛋白原下降，在充分抗凝的基础上进行补充，不宜单纯补充血小板和凝血因子。

（1）血小板：血小板计数低于 20G/L 无活动性出血，或者存在活动性出血且血小板计数低于 50G/L 的 DIC 患者，需紧急输注血小板至少 1 人份，根据血小板动态变化可酌情增加。

（2）新鲜冰冻血浆：含有各种凝血因子和纤维蛋白原，但含量较低。每次 10～15 mL/kg，注意容量负荷限制。

（3）冷沉淀：含有浓度较高的八因子、纤维蛋白原、vWF，体积小，4～10U 每天，比较适用于有容量负荷限制的患者。

（4）纤维蛋白原：纯的纤维蛋白原制剂，可非常有效地提升纤维蛋白原含量，且体积小。但价格昂贵，应用受限。首次剂量 2.0～4.0 g，静脉滴注。24 小时内给予 8.0～12.0 g。

（5）目标：血浆纤维蛋白原升至 1.0 g/L，PT 延长不超过 3 秒、APTT 延长不超过 10 秒。

4. 对症支持：抗休克治疗，纠正缺氧、酸中毒及水电解质平衡紊乱。

5. 纤溶抑制药物——不宜作为首选。

（四）DIC 的预防

由于病毒感染可能激活机体的凝血系统，炎症因子风暴和继发感染造成脏器血管的损伤，这些都是血栓形成的高危因素，无论是 DVT 还是 DIC。现有文献报道，D-二聚体出现升高的比例为 36%～46.4%，危重症患者甚至高达 59.6%，而且升高程度更为明显[3-6]。因此对于危重症新冠肺炎患者，若 D-二聚体出现升高，没有明显出血倾向，Caprini 评分中危以上或者 Padua 评分大于 4 分，可使用低分子肝素预防剂量抗凝治疗，同时预防 VTE 和 DIC，并密切关注出血迹象。

（王雅丹　程范军　胡　豫）

八、新冠肺炎 DIC 患者手机微信小程序使用说明

依据 DIC 中国专家共识（2017 年版）和我院 DIC 常规诊疗方案，疫期防控工作实际，基于 DIC 诊断积分系统设计了手机微信小程序，该程序简单快捷智能，克服了 DIC 诊断标准复杂难记的瓶颈，可实现病情动态评分、历史数据回顾、提供治疗指导建议等功能。

（一）手机微信小程序二维码（图 5-3）

微信扫一扫，使用小程序

图 5-3　手机微信小程序二维码

（二）使用说明

1. 医生注册（图 5-4）

2. 添加患者（图 5-5）

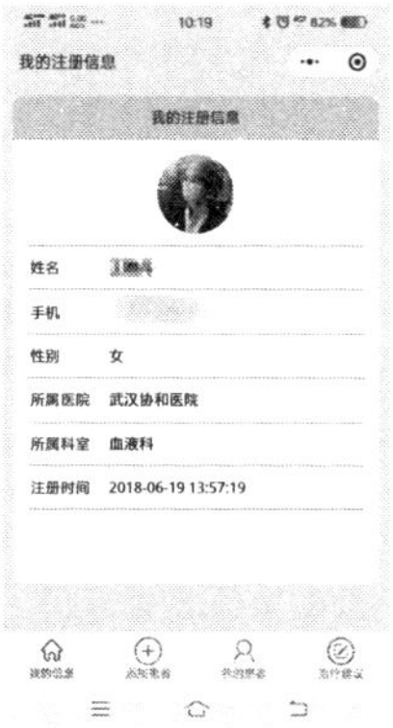

图 5-4　医生注册

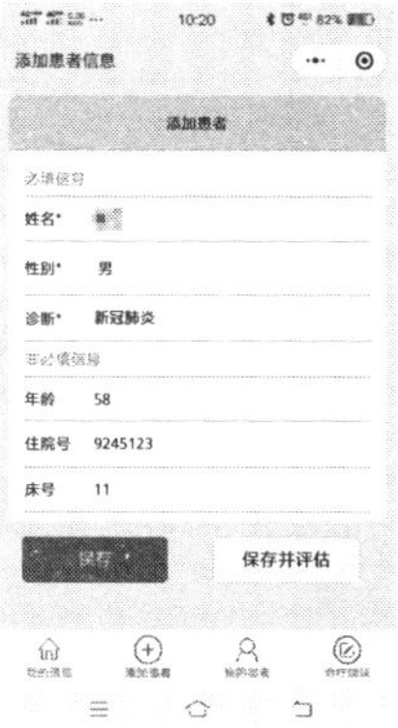

图 5-5　添加患者

3. 填写病史（图 5-6）

4. 查看结果（图 5-7）

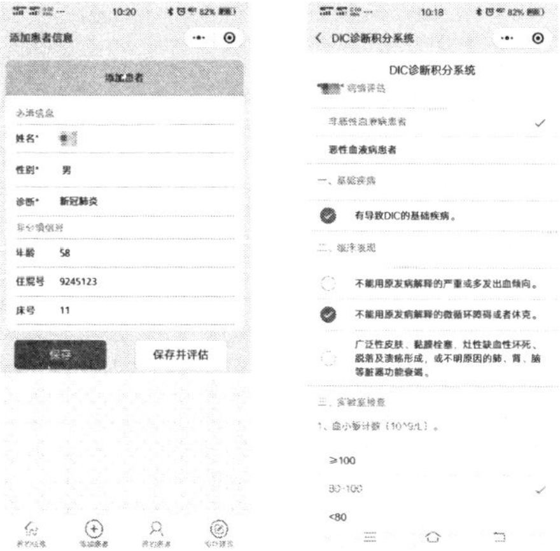

图 5-6　填写病史

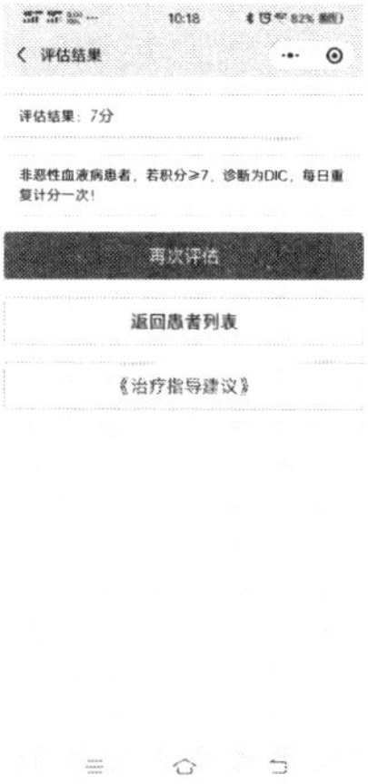

图 5-7　查看结果

（王雅丹　熊占路）

九、新冠肺炎患者脑梗塞的防治流程

新冠肺炎病程中患者并发脑卒中风险增加。为使新冠肺炎并发卒中患者得到及时有效救治，特制定如下的防治流程。

1. 疫情时期的卒中绿色通道流程（图 5-8）

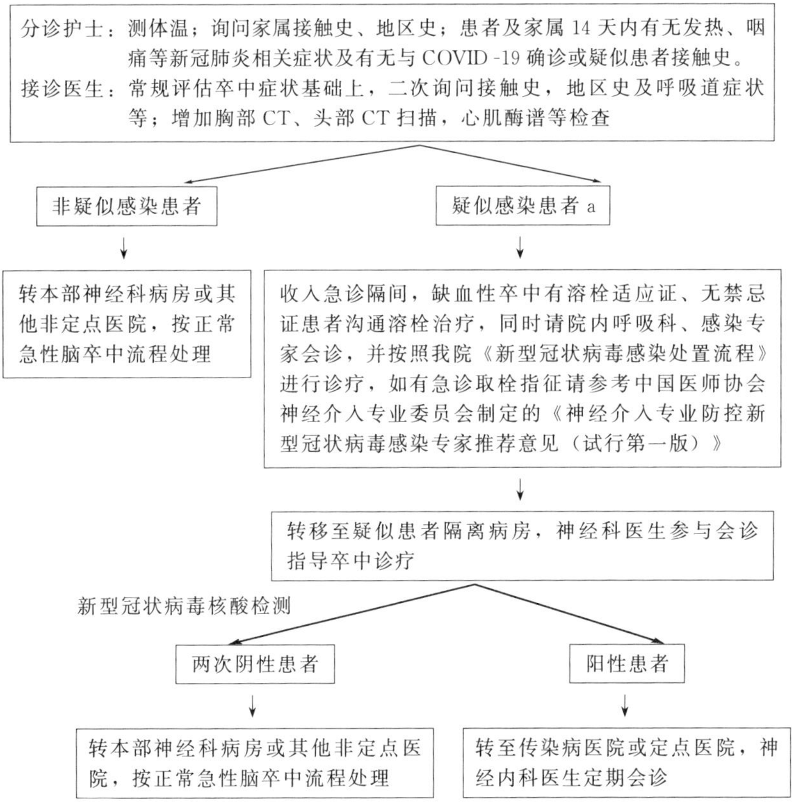

图 5-8　疫情时期的卒中绿色通道流程

2. 如该患者排除新冠肺炎，则按医院急性脑卒中诊治流程图进行抢救（图 5-9）

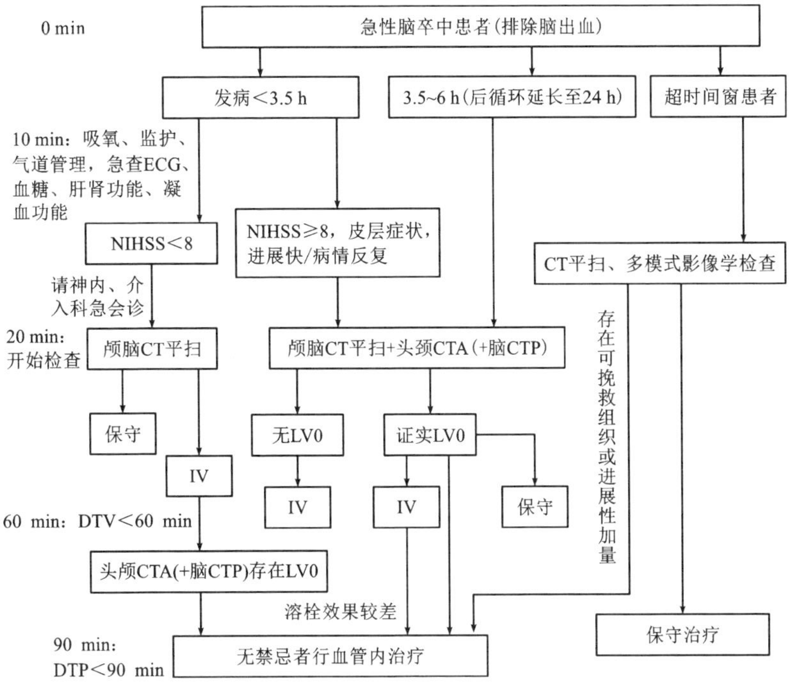

图 5-9　急性脑卒中诊治流程

3．急诊医护的自我保护

（1）常规参考发热门诊工作人员进行。

（2）发现疑似患者立即提升为隔离病区的防护级别：穿一次性医用防护服、戴医用防护口罩、护目镜，穿长筒鞋套，戴乳胶手套。

（3）接受溶栓、取栓的患者，避免进入神经重症监护病房(NICU)，而是先在单间进行治疗。体温检测 3 天、血常规、肺 CT 及新型冠状病毒核酸检测结果阴性，排除感染才能进入多人病房。

4．新型冠状病毒会以哪些神经内科症状为首发而送至神内急诊？

除国家卫健委《新型冠状病毒肺炎诊疗方案（试行第六版）》所载列的主要临床表现外，提请同道们注意的是，部分重症、危重症患者病程中可为中低热，甚至无明显发热，临床上可以下述症状首诊神经内科：

（1）头痛，头晕，意识障碍，共济失调，急性脑血管疾病和癫痫，周围神经系统（PNS）症状（味觉减退、嗅觉减退、视力下降、神经痛等症状，而并无发热或咳嗽等典型症状）。

（2）脑出血，临床已经发现多例脑出血同时合并新型冠状病毒性肺炎的患者。

提醒神经科门急诊医生做好防护，接诊患者时常规测体温，询问接触史等，必要时与病人沟通完善肺部 CT 检查。

5. 高度警惕以脑梗等原因收住的患者处于 SARS-CoV-2 感染潜伏期内。

（黎　钢）

参考文献

[1] 中华医学会血液学分会血栓与止血学组.弥散性血管内凝血诊断中国专家共识(2017 年版)[J].中华血液学杂志,2017,38(5):361-363.

[2] Wu Y,Luo L,Niu T,et al. Evaluation of the new Chinese Disseminated Intravascular Coagulation Scoring System in critically ill patients: A multicenter prospective study[J]. Sci Rep. 2017,7(1): 9057.

[3] Huang C,Wang Y,Li X,et al. Clinical features of patients infected with 2019 novel coronavirus in Wuhan,China[J]. Lancet. 2020,395(10223): 497-506.

[4] Chen N,Zhou M,Dong X,et al. Epidemiological and clinical characteristics of 99 cases of 2019 novel coronavirus pneumonia in Wuhan,China: a descriptive study[J]. Lancet. 2020,395(10223): 507-513.

[5] Wang D,Hu B,Hu C,et al. Clinical Characteristics of 138 Hospitalized Patients With 2019 Novel Coronavirus-Infected Pneumonia in Wuhan,China [J]. JAMA. 2020. doi: 10.1001/jama.2020.1585.

[6] Guan W,Ni Z,Hu Y,et al. Clinical characteristics of 2019 novel coronavirus infection in China. medRxiv preprint doi:https://doi.org/10.1101/2020.02.06.20020974.

第六章　新冠肺炎中西医结合诊疗方案

一、SARS-CoV-2 感染中医防治方案

新冠肺炎属中医“疫病”“温病”“湿温”范畴，属中医时疫的一种，与普通的六淫邪气迥异。武汉协和医院在国家中医药管理局、各省等拟定的中医诊治指南基础上，对防治方案进行了适宜性改变和细化。

中医认为该病属于中医温病范畴，病邪以湿毒为主，兼风夹热，有的患者兼风较多，有的患者夹热较多。所以，患者感受湿邪后，首先出现湿困气机，全身困重乏力；湿困中焦脾胃，脘痞、纳差等，此时病情进展因为湿为主，所以有病缓而缠绵之象。然而湿性趋下，为什么患者出现上焦肺的病变呢？一方面因为兼风夹热，风、热邪气，“两阳相劫”，劫持湿邪上犯，另一方面因为体内“伏燥”于肺，吸湿于上焦，于是在上焦肺内形成风、湿、热相搏的病机，正如“风雷相搏”之势，导致肺内病变快速扩大，邪气蒙蔽肺窍，肺的宣发肃降失司，出现咳嗽、发热、呼吸困难，若此时治疗不及时，病情快速恶化，湿邪化热，热邪旺盛，由于热邪的作用，营阴极易受损，血液受劫，出现神昏谵语，甚至脱证。

根据上述病机，我院中医科范恒等针对此次新型冠状病毒感染防控，制定了1～7号7个方剂。1号方主要用于预防；2号方用于病毒感染初期发热、咽痛、咳嗽症；3号方用于疫病初期以乏力、肌肉酸痛、纳差、便溏、低热症；4号方用于病毒感染肺炎中期，以干咳、气短为主症；5号方用于重症期以发热、严重呼吸困难为主症；6号方用于危重期高热、神昏谵语、烦躁等症；7号方用于恢复期。

1号方：益气滋阴，清热解毒，燥湿除秽为主。可增强体质，用于预防 SARS-CoV-2 感染。

处方：生黄芪 12 g，白术 9 g，防风 6 g，北沙参 10 g，贯众 10 g，连翘 10 g，鱼腥草 15 g，桔梗 10 g，甘草 5 g，苍术 10 g，薏苡

仁 30 g，藿香 5 g，茯神 15 g。

用法：水煎服，每日一剂，分两次温服，也可代茶饮，服用 3～7 天。

2 号方： 疏风清热，解毒利咽。用于疫病初期以发热、咽痛、咳嗽，舌苔略厚，舌尖红为主要证候。（风热袭表证）

处方：金银花 15 g，连翘 10 g，薄荷 5 g，牛蒡子 10 g，法半夏 10 g，柴胡 10 g，黄芩 10 g，板蓝根 15 g，桔梗 10 g，甘草 6 g，玄参 15 g，射干 10 g，防风 10 g，苦杏仁 10 g，羌活 10 g，苍术 10 g，蔻仁 6 g。

用法：水煎服，每日一剂，每剂煎取 400 mL，分 2 次温服，服用 3 天更方。

3 号方： 分消走泄祛湿，辛凉轻剂透热。用于疫病初期以乏力、肌肉酸痛、纳差、便溏、低热，舌苔厚为主要证候。（湿温初起，邪遏卫气）

处方：升麻 25 g，当归 15 g，金银花 25 g，连翘 15 g，法半夏 10 g，橘红 10 g，茯苓 15 g，苍术 15 g，大腹皮 15 g，柴胡 10 g，黄芩 15 g，杏仁 10 g，藿香 10 g，厚朴 6 g，射干 10 g，枳壳 10 g，竹茹 10 g，炙麻黄 6 g，红景天 10 g。

用法：水煎服，每日一剂，每剂煎取 400 mL，分 4 次温服，服用 3～7 天。

4 号方： 清泻肺热，利肺止咳。用于新冠病毒感染肺炎中期，以干咳、气短为主要症状。（湿热缠肺证）

处方：桑白皮 15 g，川贝 10 g，百部 10 g，鱼腥草 30 g，连翘 15 g，败酱草 15 g，薏苡仁 15 g，麦冬 15 g，芦根 25 g，冬瓜仁 10 g，苦杏仁 10 g，桔梗 10 g，柴胡 10 g，黄芩 15 g，厚朴 10 g，红景天 15 g，升麻 30 g，当归 25 g，槟榔 10 g，草果 6 g，知母 10 g，芍药 10 g，炒三仙各 20 g。

用法：水煎服，每日一剂，每剂煎取 400 mL，分 4 次温服，服用 3～7 天。

5 号方： 泻肺平喘，祛痰化瘀，升清降浊。用于重症期以发热、严重呼吸困难，气喘、吸氧时血氧饱和度下降低于 93％，舌质暗红，

舌苔厚为主要表现。(疫毒闭肺证)

处方：葶苈子 15 g，炙麻黄 10 g，升麻 30 g，当归 25 g，芦根 25 g，薏米仁 30 g，冬瓜仁 15 g，桃仁 12 g，法半夏 10 g，瓜蒌皮 15 g，苍术 15 g，桔梗 10 g，姜黄 10 g，蝉蜕 6 g，僵蚕 10 g，熟军 6 g，鱼腥草 30 g，金银花 15 g，连翘 15 g，石膏 20 g。

用法：水煎服，每日一剂，每剂煎取 400 mL，分 4 次温服，服用 3～7 天。

6 号方：开窍固脱，解毒救逆。用于危重症期，高热、神昏谵语、烦躁，胸腹灼热，手足逆冷，呼吸急促或需要辅助通气或者 ECMO 治疗者。(内闭外脱)

处方：四逆加人参汤合安宫牛黄丸或人参 15 g、制附子 15 g，甘草 10 g，石菖蒲 10 g 送服安宫牛黄丸。

用法：水煎服，每日一剂，口服或鼻饲给药 3～7 天。

根据情况静滴参附注射液、参麦注射液等，口服安宫牛黄丸治疗。

7 号方：益气养阴，补肺通络。用于患者恢复期以干咳，胸闷，气短，动则加重为主要表现。(气阴不足，肺脾两虚)

处方：沙参 15 g，麦冬 15 g，玉竹 10 g，天花粉 15 g，西洋参 10 g，五味子 10 g，丝瓜络 15 g，扁豆 10 g，桑叶 10 g，橘络 5 g，苏子 10 g，浙贝 10 g，杏仁 10 g，甘草 6 g，地龙 10 g。

用法：水煎服，每日一剂，每剂煎取 400 mL，分 2 次温服，服用 7～15 天。

(范　恒　唐　庆　陈　瑞)

二、中西医结合诊疗新型冠状病毒性肺炎方案

根据《新型冠状病毒肺炎诊疗方案（试行第六版）》，和湖北省新冠肺炎疫情防控指挥部《关于加强新型冠状病毒肺炎中西医结合防治工作的通知》要求，为加强新冠肺炎重症及危重症患者治疗工作，结合医院实际，制定以下方案，以供参考。

（一）中医诊疗人员

组建以武汉协和医院中医科牵头，各国家医疗队中医师与中药师的新冠肺炎中医药诊治小组。

（二）病史资料收集

1. 床边查房：中医师分片包干进入隔离病房，确保每3天对全体患者进行一轮查房，每天对重点病人进行全面查房。

2. 微信群收集：建立医患微信群，直接收集患者病史资料。

3. 制定《中药使用倡议书》《临床病史收集表格问卷调查APP》，查房时分发给患者，患者扫描二维码后即可将自己症状填写提交。

中医专家根据查房收集的病史资料和患者提交的各种网络信息，辨证使用中药协定方剂和外治方法。

（三）辨证选方

1. 基本方一：清肺排毒汤，适用于湿、热较重的各期患者。

处方：广藿香9 g，生石膏30 g，柴胡16 g，姜半夏9 g，麻黄9 g，细辛3 g，紫菀9 g，泽泻9 g，猪苓9 g，山药12 g，生姜9 g，苦杏仁9 g，陈皮6 g，白术9 g，桂枝9 g，射干9 g，茯苓15 g，麸炒枳实6 g，黄芩6 g，款冬花9 g，炙甘草6 g。

用法：每日一剂，水煎400 mL，分两到四次温服。

2. 基本方二：化湿解毒汤，适用于湿重于热的患者。

处方：薏苡仁30 g，芦根30 g，生石膏30 g，虎杖20 g，橘红20 g，藿香15 g，苦杏仁15 g，马鞭草15 g，甘草10 g，苍术10 g，麻黄8 g，葶苈子10 g。

用法：每日一剂，水煎400 mL，分两到四次温服。

3. 基本方三：化瘀解毒汤，针对热、瘀、毒治疗，阻止重症向危重症转化。

处方：炙麻黄8 g，杏仁10 g，葶苈子30 g，马鞭草30 g，赤芍30 g，桃仁10 g，芦根30 g，生地15 g，川芎10 g，泽兰15 g，炙甘草6 g，升麻25 g，当归20 g。

用法：每日一剂，水煎400 mL，分两到四次温服。

4. 基本方四：恢复方：针对恢复期，已经有一次转阴，或者两次均转阴的患者。

处方：法半夏 9 g，陈皮 10 g，党参 15 g，炙黄芪 30 g，茯苓 15 g,藿香 10 g，砂仁 6 g（后下），芦根 20 g。

用法：每日一剂，水煎 400 mL，分两到四次温服。

5. 基本方五：金羌宣肺解毒汤。适用于热略偏重，身体不适，咽喉不利者。

处方：玄参 15 g，金银花 15 g，连翘 10 g，苦杏仁 10 g，陈皮 10 g，蔻仁 6 g，黄芩 10 g，射干 10 g，薄荷 5 g，防风 10 g，北柴胡 10 g，板蓝根 15 g，生甘草 6 g，法半夏 10 g，桔梗 10 g，苍术 10 g，羌活 10 g，桑白皮 15 g，百部 10 g。

用法：每日一剂，水煎 400 mL，分两到四次温服。

（四）中药处方煎煮与派送

中药处方开处完毕→联系中药房记账→中药房通知煎药房按处方煎药→药房安排将中药送到相关病房→病房护士接收→分发给对应患者。

（五）各期中成药的使用

根据每位患者的具体情况，结合《新型冠状病毒肺炎诊疗方案（试行第六版）》诊疗规范，为具体管床的医师提供意见。因为管床医师绝大多数是西医，所以，我们的意见尽量简便易行。具体如下：

1. 病毒感染或合并轻度细菌感染：0.9%氯化钠注射液 250 mL 加喜炎平注射液 100 mg，bid，或 0.9%氯化钠注射液 250 mL 加热毒宁注射液 20 mL，或 0.9%氯化钠注射液 250 mL 加痰热清注射液 40 mL,bid。

2. 高热伴意识障碍：0.9%氯化钠注射液 250 mL 加醒脑静注射液 20 mL，bid。

3. 全身炎症反应综合征或/和多脏器功能衰竭：0.9%氯化钠注射液 250 mL 加血必净注射液 100 mL，bid。

4. 虚弱、口干：参麦注射液 100 mL，bid。

5. 休克、肢冷：0.9%氯化钠注射液 250 mL 加参附注射液 100 mL,bid；休克时，也可用参附注射液 50 mL 泵入。

使用中成药注意事项：

1. 一般同类型中成药针剂，只使用一种。

2. 中药注射剂可与中药汤剂联合使用。

3. 使用中药汤剂时，建议停用具有清热作用的口服中成药。

4. 血必净有导致出血风险，有出血倾向时谨慎使用。

5. 休克时只使用参附注射液，不要合并使用喜炎平、痰热清等中成药。

6. 确定过敏、肝肾功能不良等由中药引起，请及时停药，并给予对症治疗。

7. 中药注射剂的使用遵照药品说明书从小剂量开始、逐步辨证调整的原则。

（六）外治法

鉴于很多重症患者出现焦虑、抑郁、失眠、食欲不振等并发症，我们安排中医技师按照下列方案使用耳穴压籽法给予治疗：

1. 失眠：神门、皮质下、内分泌、心、肾、垂前。

2. 抑郁：神门、肝、脾、皮质下、内分泌、心。

3. 焦虑：神门、交感、心、肝、脾。

4. 食欲不振：肝、脾、胃。

另外，对于部分的患者，我们分发香包，一方面辟秽解毒，有助于抑制病毒；另一方面疏畅气机，有助于缓解并发症。

（七）疑难病例讨论制度

每天上午例行病例讨论，将前一天的疑难病例集中，五人进行讨论，拟定中医治疗方案，必要时邀请相关病区西医教授共同讨论。

如果某些病房存在疑难病例，需要中医参与，或者目前已经在使用中医药治疗的患者，我们将与病区主任保持积极联系，参与中西医联合疑难病例讨论。

（八）死亡讨论

中医师参加病区主任组织的接受过中医药治疗的死亡病例讨论。对于没有使用中医药治疗的死亡患者，我们也尽量参与死亡病例讨论。

（范　恒　陈　瑞）

第七章　其他制度与规范

一、“新型冠状病毒肺炎”死亡医学证明书填写和报告要点

1. 死亡医学证明书填报基本要求，信息填写一定要齐全，特别是身份证号码，死亡日期（具体到分）、户籍地址、常住地址、可联系的家属姓名、联系电话、工作单位等，地址请具体到门牌号。

2. 根本死因判定原则，根据诊疗方案（第六版）填写根本死因。若合并其他基础性疾病如冠心病、糖尿病等，则将基础性疾病填写在死亡证的第二部分（促进死亡的其他疾病诊断）；若轻症感染者因其他原因（如意外伤害等）导致死亡，将其他直接导致死亡的原因作为根本死因，新型冠状病毒感染和其他基础性疾病填写在死亡证的第二部分。

3. 所有病例均要求详细填写调查记录，调查记录一律填写在第一联（黄联的背面），调查记录的填写涵盖以下要素：发病日期、接触史（是否在武汉长期居住，短期停留等）、症状体征（包括胸片改变）、最高诊断单位名称、最高诊断依据详细描述、致死疾病全称、现患慢性疾病。

4. 死亡医学证明书一共五联，死者家属持有效身份证件办理，第一联和第三联医院留存，第二联、第四联、第五联交给死者家属。特殊时期如患者死亡未联系上家属或家属不配合等情况，在公安机关做好报备，医院可将第五联交给殡仪馆，其余两联等待患者家属凭借有效身份证件取走。

5. 国家规定各级医疗机构应在病人死亡后 5 日内签发《死亡医学证明书》并通过国家人口死亡信息登记管理系统上报。请科室及时在院内网络系统上选择“居民病伤死亡医学证明书”上报相关信息，同时请将死亡证明拍照上传院内死因监测群。

6. 各科室死亡证明书应有专人负责领取、保管，填写错误不得销毁丢弃。

特殊时期，请各科室按要求执行。

（李明洁）

二、正压全包围头套送消毒供应室流程

1. 取下头套装黄色垃圾袋。

2. 送气管用黄色干净垃圾袋裹好送风机，存放 13 楼东示教室，充电。

3. 在 14 楼西侧用护士站打 89801，或用气管插管值班手机 2 号机联系供应室消毒。

4. 在 14 楼西侧最西端污物电梯等待供应室专人回收消毒。

5. 交接麻醉科正压头套后方可离开。

6. 电源机放在 13 楼东示教室桌上充电。（机身就在 13 楼东示教室，请原位归整）

（肖维民　张学敏）

三、SARS-CoV-2 咽拭子标本采集操作流程

（一）护士准备

洗手，按顺序穿戴防护装备。

1. 戴一次性圆帽。要求头发全部被包裹。

2. 正确配带 N95 口罩。要求夹紧鼻部铁片后，口罩紧贴面部。测试无漏气。

3. 穿防护服。

4. 带护目镜，注意双手不接触面部。

5. 穿鞋套。

6. 带双层橡胶手套，要求手套完全包裹衣袖。

7. 应戴全面型呼吸防护器或一次性面屏，保持面屏垂直，遮住

整个面部。

（二）用物准备

检验单、咽拭子试管一套、快速手消毒剂。备压舌板、手电筒。

（三）评估患者

1. 核对患者身份信息。

2. 了解患者病情，观察口腔黏膜和咽部感染情况。

3. 向患者解释，提示可先用清水漱口，取得患者合作。

（四）操作要点

1. 检查新冠病毒咽拭子试管，查看包装是否完整，是否在有效期内，有无试剂液漏出。

2. 洗手。打开外包装袋，取出试管和拭子。再次核对患者身份，将检验条码贴于试管上。

3. 一手持培养管，保持培养管直立状态，防止培养液外漏；一手持拭子，需注意避免拭子触碰它处而被污染。

4. 嘱患者张口发“啊”音，暴露咽喉。必要时可使用手电筒照射，或使用压舌板将舌头下压。

5. 用拭子轻柔、迅速地擦拭两腭弓、咽及腭扁桃体上的分泌物。

6. 取毕，将拭子头端插入试管中，并在拭子折痕处，将拭子折断，插于试管盖内固定孔处。拧紧试管盖，防止试管内液体外漏。

7. 再次核对患者身份信息。核对无误后，将试管放入专用的危险品塑料袋中，塑料袋严密封口。包装好后，放入套有双层黄色医疗废物袋的转运箱中，及时通知专人进行转运送检。

8. 洗手，并记录。

注意事项：

1. 采样者做好防护工作，保证防护装备的完整性，如有破损或分泌物喷溅，需及时更换。

2. 采样时，不可动作过于粗暴，防止患者出现咽反射，造成咳嗽等剧烈反应。一旦发生有气溶胶飞溅可能时，注意及时躲避。

3. 做好健康宣教，取样完毕后嘱患者立即佩戴口罩。

（罗　健）

四、SARS-CoV-2核酸检测样本送检规程

新型冠状病毒样本核酸测试由本部完成，为保证质量，防止出现生物安全危害，特制定送检规程如下。

1. 经西院专家组确认需要进行测试的患者，对于咽拭子采样由病区自行安排，具体步骤如下。

（1）主班护士汇总科室/病区需采样的人员名单信息（门诊由专人负责汇总），将名单上传至“采样工作群”，或电子版通知检验科，同时病区安排人员至检验科（医技楼2楼）取相应数量采样试管和生物安全样本袋（目前生物安全样本袋配给不足，可自行用密封袋密封）。

（2）建议每日上午8：30～9：00各病区自行完成采样，并于采样管上标注清楚患者姓名和住院号（确保准确，如信息不准/错误，更改困难），放入生物安全样本袋，所有标本集中放入密闭容器，容器外喷洒酒精消毒。目前每日安排上午及下午两次送样，请及时送检。

（3）协助中心人员做好防护，每天上午8：45～9：45于每层病房的专用固定电梯将咽拭子样本收集好，送至医技楼2楼检验科。

（4）检验科负责将样本登记，密封，专车送至本部，联系尽快完成检测，回报检测结果中住院患者结果由协助中心人员发至各病区，门诊患者发至门诊导医台。

请各病区一定严格遵守时间标准。样本室温保存不宜超过2小时，以免影响检测结果。

（邢　辉）

五、“新型冠状病毒肺炎”传染病报卡要求

根据“新型冠状病毒肺炎”纳入国家甲类传染病管理，疑似、临床诊断及确诊病例均须按规定进行传染病报卡，现就西院疫情报卡要求说明如下：

1. 临床科室依据《新型冠状病毒肺炎诊疗方案（试行第五版）》规定，经专家会诊定义为疑似病例、临床诊断或确诊病例，须在2小时内完成院内传染病报卡。

2. 院内网络系统进行“新型冠状病毒肺炎”传染病报卡操作时，门诊报卡在乙类传染病中选择“新型冠状病毒肺炎”。住院报卡在其他传染病中选择“不明原因肺炎”，在备注内注明“新型冠状病毒肺炎”。

所有报卡均需注明临床严重程度，请按①“轻型”；②“普通型”；③“重型”；④“危重型”进行分类，在备注栏注明。

3. 传染病报卡要做到准确、及时、完整，因为情况特殊，所有“新型冠状病毒肺炎”报卡一定要信息齐全，包括身份证号码、电话、工作单位不允许写不详，特别是住址须填写现住址并具体到门牌号，不是户籍地址。

4. 如有疑问可咨询公共卫生科疫情电话。

（李明洁）

六、关于新冠肺炎疫情期间血气分析检测的安排

武汉协和医院（西院）已在4、6、7、9、11、12、13七个楼层配置血气分析仪并完成培训。配置血气分析仪的病区血气分析在本病区由医生自行完成；未配置的病区，由护士抽取血标本后，由医生到相邻楼层进行。

（李云程　袁　凤　韩晓丹）

七、新冠肺炎疫期放射检查流程

为减少放射科医务人员暴露风险及检查患者的交叉感染风险，根据院感与防控要求，特制定《新冠肺炎患者放射科检查相关制度流程》。

（一）放射科影像学检查方法选择

1. 首选CT平扫检查：由于DR为重叠影像，提供诊断信息有限，CT为断面影像，没有重叠，故SARS-CoV-2感染的肺炎影像学检查首选CT检查。如果患者合并有其他系统疾病，可根据需要同时进行其他脏器CT检查或选择磁共振等其他影像学方法（使用MR等其他影像设备时，应按照传染病防护原则做好接诊前准备和患者准备）。

2. 患者准备：患者必须戴口罩，一般取仰卧位，扫描前对患者

进行呼吸训练，嘱患者配合呼吸指令进行检查。一般取吸气末屏气，重型及危重型患者，可不做吸气要求，优先保证屏气。

3. 接诊前准备：

（1）固定一台CT接诊疑似或确诊病例，优先选择移动CT（有条件单位）或可以通过控制台升降检查床的CT机型，同时具备独立控制室（操作间），如果不是独立控制室（操作间），检查后消毒时要把与控制室（操作间）相连的其他机房同时做空气消毒。

（2）机房采用新风系统中央空调的，将空调送风量和排风量开到最大；机房采用普通中央空调的，关闭机房和操作间中央空调，开启备用独立空调，如果没有备用独立空调，做完检查消毒后再开启中央空调。

（3）减少病毒接触传播，检查床铺一次性中单，使检查设备与患者隔离。

（4）安排2名技师，1名操作扫描，1名进机房摆位（按照国家疾控中心要求，操作和摆位技师均进行二级或以上防护）。

4. CT诊断要点：

（1）早期CT表现：常为双肺多发病灶，单发少见；病灶多位于肺外周或胸膜下，下肺多见；病灶以不规则形、扇形多见，也可呈片状或类圆形，病灶一般不累及整个肺段；病灶密度不均，常为局限性小斑片或者大片状磨玻璃影，其内可见增粗血管及厚壁支气管穿行，伴有或不伴有局部小叶间隔网格状增厚，实变范围小且局限，其内可见空气支气管征。

（2）进展期CT表现：病灶分布区域增多，部分病变范围融合扩大，可累及多个肺叶；病灶密度增高，病灶内出现大小、程度不等的实变，呈不规则状、楔形或扇形，边界不清，支气管血管束增粗或胸膜下见多灶性肺实变影；病灶进展及变化迅速，短期内复查形态变化大，可以合并肺组织坏死形成小空洞，可见充气支气管征，通常无胸腔积液，极少数伴纵隔及肺门淋巴结增大。

（3）重症期CT表现：可见双肺弥漫性病变，双肺大部分受累时呈“白肺”表现，膈面升高；病变密度不均，其内见空气支气管征与支气管扩张，非实变区可呈斑片状磨玻璃影表现；叶间胸膜和双侧胸膜常见增厚，并少量胸腔积液，呈游离积液或局部包裹表现。

(4) 吸收期CT表现：大多数患者经过隔离治疗1周左右，随着患者机体的防御功能逐渐增强，病变范围缩小，病灶数量减少；密度变淡，肺实变灶逐渐消失，磨玻璃影可完全吸收，渗出物被机体吸收或者机化；影像学表现变化一般晚于临床症状改善。

(二) 放射科科室环境和布局

1. 因地制宜改造放射科，根据病人量相对集中进行检查，设置污染区（检查室及候诊厅、运送通道、患者卫生间）、半污染区（操作室、检查室之间的通道）、缓冲区（半污染区到更衣室之间的区域）和清洁区（更衣室、办公室、诊断室等），根据分区做好人员的感染防护和环境消毒工作。非必须检查室关闭。

2. 工作人员通道与患者通道分开，工作人员和患者按照区域划分通行路线，工作人员穿戴防护用品（包括护目镜或面罩（防雾型）、防护服、一次性鞋套和双层一次性乳胶手套）仅限于在污染区和半污染区活动。

3. 严格按照《医疗机构消毒技术规范》《医疗机构环境表面清洁与消毒管理规范》和《医院消毒卫生标准》，做好医疗器械、污染物品、物体表面和地面等的清洁消毒和空气消毒。

4. 成立以科主任为首的抗击新型冠状病毒肺炎领导小组，负责科室各项工作的检查和督导。对感染防控措施进行全员培训，依据岗位职责确定针对不同人员的培训内容，尤其是对高风险部门/岗位的医务人员要重点培训，使其熟练掌握新型冠状病毒感染的防控知识、方法与技能，做到人人知晓、人人参与，严格执行。

(三) 放射科检查流程

1. CT检查，取消纸质申请单，请病房护士电话放射科登记室，告知检查人数和部位。在规定时间段，按照防护原则，由医务人员陪同前往放射科检查室检查。

2. 床边拍照病人，请病房护士电话放射科登记室，根据协商好的时间，由放射科工作人员前往隔离病房进行检查，参照隔离病房防护原则管理。

3. 放射科所有检查结果均能上网，直接在病房电脑读取结果；

为了减少交叉感染，住院病人和床边病人的胶片，等待出院时，再前往放射科登记室根据住院号领取；报告由病房自行打印存档。

4. 临床影像会诊，因放射科和临床科室均能通过内网调阅临床资料和影像资料，由临床医生电话放射科报告室，共同针对临床病例进行探讨。

（四）放射科工作时间

放射科工作24小时制，工作人员换岗，检查室轮换消毒，保持通风，保证检查顺利进行。

（杨　炼　张　炜　梁　波　郑传胜）

八、新冠肺炎介入诊疗相关诊疗流程

（一）介入科门诊防护管理

落实门诊预检分诊制度，对于确诊病例，应立即联系本院专门隔离病房进行住院诊治；对于疑似病例，至发热门诊就诊；对于普通患者，进行转诊。

严格按照《医疗机构消毒技术规范》《医疗机构环境表面清洁与消毒管理规范》和《医院消毒卫生标准》，做好医疗器械、污染物品、物体表面和地面等的清洁消毒和空气消毒。

（二）介入科会诊流程

临床病人会诊，首先由介入科会诊医师进行电话会诊，如病情需要至病房会诊，严格按照隔离病房防护原则进行，会诊记录写入电子病历。

（三）介入手术防护管理

1. 接诊

（1）该类患者由管床医师及家属做好防护后陪同，经由专用通道和专用电梯送至介入手术室。

（2）患者到达介入手术室后，立即经患者通道送至介入手术间；局部麻醉患者应戴好一次性口罩、帽子，全身麻醉患者术后按照消毒规范做好消毒清洁工作。

（3）尽量保证运送距离最短、时间最快，运送途中不能停留。

（4）患者术前准备由介入手术室护士按照医嘱完成，管床医师如无特殊需要，术中和术后均不得进入介入手术间。

2. 术前谈话签字：对于需要行介入治疗的疑似或确诊患者，手术知情同意书签字原则上应由与患者无密切接触史的家属签署；有密切接触史的患者家属可在隔离状态下电话沟通，并录音作为凭证；无家属者按常规流程上报医务办公室备案。

3. 术前防控管理

（1）设置隔离手术间用于疑似或确诊患者介入治疗。隔离手术间适当通风，无人状态下术前 1 小时紫外线空气消毒，或开启循环空气消毒机持续消毒至手术完成。

（2）将手术室内暂时不需要或可能用不上的物品转移至室外，以免被污染；根据手术类型提前准备好所需仪器、耗材、药品，物品只能由外向手术间内传递。

（3）患者进入手术间后，在手术间门外悬挂“感染手术，无关人员不得进出”等警示牌，并对周边人员进行保护性隔离。

（4）急诊手术均采用一次性手术包和一次性手术器械、辅料、耗材，使用完毕直接丢弃在医废桶内。

（5）DSA，C 形臂和平板探测器套入定制的一次性塑料薄膜套或一次性无纺布套，DSA 手术床铺双层一次性床单，其他物品如输液泵、输液杆、心电监护仪、呼吸机等也需使用一次性塑料薄膜套，以免患者血液、体液、呕吐物污染；患者转运床留在手术准备间。

（6）高压注射器准备：如必须使用高压注射器，也应套入一次性塑料薄膜套；一次性备满 150 mL 对比剂；提前连接好一次性无菌压力连接管并排气，尽量避免术中添加对比剂。

（7）介入技师“三查七对”核对信息后，将患者信息录入 DSA 操作台主机，做好术前准备。

4. 术中防控管理

（1）尽量减少参与手术人员，并在术前按国家要求严格进行个人消毒和防护，严禁随意进出手术间。

（2）穿好防护用具后，方能可进入手术间。

(3) 介入医师术中应操作轻柔，防止患者血液、体液飞溅，造成污染。

(4) 介入手术间内人员在手术中不得离开手术间，室外人员无特殊情况不得进入感染手术间。

(5) 术中需要的一次性耗材尽量在本室取用，减少开门传递次数，室外医护人员做好手术记录。

(6) 严禁二次污染，尽量减少地面污染，地面、物面有污液、污血时及时用 2 000 mg/L 含氯消毒溶液擦拭。

(7) 所有医疗垃圾均弃于双层医疗垃圾袋内。

5. 术后防控管理

(1) 手术结束后离开手术室必须先更换手套，再脱防护衣、脚套并丢弃在医疗废桶内，脱手套后用手消毒剂按照七步洗手法消毒双手，再脱口罩、防护目镜/面屏等，出手术间后流动水下洗手，时间持续 2 分钟。

(2) 术后将护目镜、面罩用消毒纸巾消毒后，再用清水纱块擦拭。

(3) 术后将使用过的铅衣用消毒纸巾消毒后再用清水纱块擦拭，悬挂于铅衣架上晾干，如有铅衣消毒柜则放置于其中消毒。

(4) 手术结束后，所有参与手术人员沐浴更衣离开医院。

(5) 术后手术间进行消毒时，清洁工必须穿隔离衣、戴一次性帽子、N95 口罩、一次性手套进行消毒清洁工作。

(6) 物体表面消毒：地面用 2 000～5 000 mg/L 含氯消毒溶液，泼洒泡 30 分钟再清水拖地；器械台、操作台等表面用 2 000 mg/L 含氯消毒溶液擦拭；有患者血迹、体液等污染的物体表面，直接用 2 000～5 000 mg/L 含氯消毒溶液处理。

(7) 关闭手术间送风，使用过氧化氢喷雾消毒后密闭 2 小时；至少关闭 2 小时以上，再开启通风。

(8) 必要时，感染手术间消毒处理完毕与感染办联系行物体表面和空气采样，结果合格后方可再次使用。

(9) 使用过的清洁工具，须在污洗室用 2 000 mg/L 含氯消毒溶液浸泡 30 分钟后清洗、挤干，单独挂起晾干。隔离手术间所使用的清洁工具独立配备，不得混用、混放。

（10）患者乘坐的隔离专用电梯，用 2 000 mg/L 含氯消毒溶液湿式消毒，空气用过氧化氢喷雾消毒。

（11）所有医疗废物均弃于双层医疗垃圾袋内封口密闭运送，并注明“新型冠状病毒肺炎”（简称“新冠肺炎”）的特殊标识，按规定严格处理。

6. 医务人员个人防护

（1）参与介入治疗或接触患者和污染物的医师、技师、护士，按照三级防护标准进行防护，并严格执行手卫生和防护用品穿脱流程。

（2）介入技师、麻醉医师按照二级防护标准进行防护，并严格执行手卫生和防护用品穿脱流程。

（3）参观人员不得进入手术间。

7. 登记与上报

（1）接诊此类患者，必须立即上报科主任和护士长，再逐级上报。

（2）手术后由介入技师在介入手术登记本标注“新冠肺炎”字样；介入护士在《导管室感染手术登记本》上做好患者信息登记。

8. 疑似患者：原则上不做介入手术，对于急诊介入患者纳入感染患者处理流程。

（刘德翰 李林 潘峰 吴欣 张炜 杨炼 梁波 郑传胜）

九、新冠肺炎患者超声检查相关制度流程

为减少超声科医务人员暴露风险，根据院感与防控要求，特制定《新冠肺炎患者超声检查相关制度流程》。

（一）超声诊区和仪器分布

疫情期间超声科“化整为零”，将所需仪器均分别放置于隔离病区、ICU 和发热门诊，所有超声检查均行床旁检查。

（二）超声检查申请流程

申请人致电值班移动电话，告知检查患者姓名、病区、住院号、病床号及申请项目，并开具床旁超声检查申请单放置于病区护士站，

科室依据患者情况尽量集中检查。如遇急诊床旁超声需求，超声医生即刻出诊。

（三）超声科出诊流程

超声科医生在清洁区做好二级防护或三级防护后，依次经清洁区、缓冲区后进入污染病区为患者检查。每位患者使用一次性探头保护套，检查后均用过氧化氢消毒湿巾擦拭探头及机器表面，并及时出具手写床旁超声报告。完成所有患者检查后，将超声仪器归置于病区固定放置场所，依次从污染区、缓冲区返回至清洁区，并严格按照手卫生进行手的消毒及规范脱、摘防护用具。

（四）超声科人员安排

目前采取分组轮岗制，24 小时排班，每日 6 个医生、6 个文员值班，备班人员待命。

（五）医技四楼超声场地

原工作场地医技四楼变更为清洁区，做为超声科物资耗材储备、工作人员休息、隔离观察及行政办公使用。

（王　静　张丹青）

十、新冠肺炎疫期药学服务

为规范我院新型冠状病毒肺炎患者的药学服务，现提供如下相关信息和具体工作指导。在疫情期间，我院药学相关工作内容包括药品保障供应、用药咨询、处方审核、不良反应监测、个人防护与工作环境管理等。

（一）成立药剂科新冠肺炎防控工作组

由科主任牵头，各部门组长为成员，组成新冠肺炎防控工作组，配合疫情制定工作方案和工作职责，由组长带头，党员起先锋模范带头作用，做好药品保障供应及合理用药等相关工作。

（二）药品保障供应

药学部门应保障临床诊疗相关的药品供应。指定人员负责关键治疗药品的采购、储存和发放，并制定应急药品的引进及捐赠药品的管理制度，根据诊疗方案、临床治疗需求、药品储备情况及时调整库存以保证临床使用需求。根据《新型冠状病毒肺炎诊疗方案（试行第六版）》《新型冠状病毒（2019-nCoV）感染的肺炎诊疗快速建议指南（标准版）》等文件汇总关键治疗药品参考清单，详见附表（附后）。

（三）用药咨询

在疫情期间，用药咨询工作由临床药师负责，可采取网络/电话/视频等形式线上进行。针对临床医生的用药疑惑，应当及时给予解答，对于复杂问题、特殊问题，可在征得咨询者同意情况下，经查阅文献确定后择日回复，对于超出职责或能力范围的问题，应及时进行转诊或告知咨询去向。

临床药师应对用药咨询服务进行总结，分析共性问题，应用药学科普方法普及新型冠状病毒肺炎药物治疗知识。针对国家诊疗方案中药品的用法用量与药品说明书不一致的情况，通过查阅文件及相关循证医学证据制定药品临床用药须知，提示用药不良反应等注意事项。

（四）处方审核

药师在调配药品前需进行处方审核，处方审核依据主要包括：药品说明书、国家药品管理相关法律法规和规范性文件、国家处方集、国家卫生主管部门发布的临床诊疗规范和指南、临床路径等。

处方审核的主要内容包括适应证、用法与用量、配伍禁忌、药物相互作用、不良反应、注意事项、特殊人群用药规范等。新型冠状病毒目前尚无确认有效的针对性治疗药物，部分药物在临床试用或处于临床研究阶段，药师应及时关注最新研究证据。

新型冠状病毒感染的关键治疗药品常见不良反应、禁忌与注意事项见附表（附后）。

处方审核流程如下：

1. 若经审核判定为合理处方，药师在处方上进行手写签名、电子签名或签章，处方经药师签名或签章后进入调配环节。

2. 若经审核判定为不合理处方，药师应通过电话或者医院 OA 联系处方医师，告知其不合理原因及存在的用药风险，建议其修改或重新开具处方，经处方医师修改或重新开具的处方再次进入处方审核流程。如处方医师不同意修改或重新开具处方，药师应当做好记录，对于严重不合理用药或用药错误，应当拒绝审核通过，并上报医办。

（五）不良反应监测

根据我院《药品不良事件监测报告管理办法》，严格落实新型冠状病毒肺炎治疗中药物不良反应的上报。

临床药师应及时分析总结临床上报的药品不良反应，对不良反应事件发生率高的药物及时上报科室主任和医院，同时应关注国家不良反应监测系统通报的与新型冠状病毒肺炎用药相关的不良反应，及时向临床发布预警信息。

（六）个人防护和工作环境管理

做好药学人员在新冠肺炎下的防护，根据不同岗位，不同感染风险级别及外出、居家等制定可行的个人防护措施。针对出现的职业暴露，确诊或疑似新冠肺炎等情况，制定应急预案和处理流程。

纸质处方应定期集中汇总，经甲醛熏蒸消毒后，装入密封容器内保存。医院或药学部门应设置专门区域存放消毒后的处方。

药学部门应对工作环境进行消毒。药房应保持发药窗口清洁无杂物，疫情期间用75%酒精、1 000 mg/L 的含氯消毒剂或有效的消毒湿巾，每天两次对发药窗口进行擦拭消毒，每天四次对发热门诊药房的发药窗口进行擦拭消毒。

（七）新冠肺炎相关知识的培训

应及时组织药师学习国家卫健委发布的新冠肺炎的诊疗方案、医院制定的防控手册、新冠肺炎医院感染预防与控制、科室制定的应急预案及工作流程等。

（苏玉永　蔡雪峰　李　杰　蔡培珊）

附表 新型冠状病毒感染的关键治疗药品参考清单及常见不良反应、禁忌与注意事项(表 7-1)

表 7-1 新型冠状病毒感染的关键治疗药品参考清单及常见不良反应、禁忌与注意事项

作用	药品名称	不良反应	禁忌与注意事项
抗病毒治疗	重组人干扰素	常见有感冒样症状，如发烧、头痛、寒战、乏力、肌肉酸痛、关节痛等	严重心脏疾病、自身免疫疾病、癫痫、中枢神经系统损伤及严重肝肾功能不全者禁用；不可与糜蛋白酶、乙酰半胱氨酸及异丙托溴铵同时雾化，雾化过程中应注意避免接触眼睛
	洛匹那韦/利托那韦	常见有腹泻、恶心、呕吐、肝功能损害、高甘油三酯血症和高胆固醇血症	重度肝功能不全禁用；本品为肝药酶抑制剂，严禁与胺碘酮、夫西地酸、洛伐他汀/辛伐他汀、咪达唑仑等联用；片剂注意整片吞咽，不能咀嚼、掰开或压碎
	利巴韦林	常见有贫血、乏力，可致心脏损害，对有呼吸道疾病患者可致呼吸困难和胸痛	本品有较强的致畸作用，禁用于孕妇，男女停药后 6 个月内均应避免女方妊娠
	磷酸氯喹	可有畏光、色视受损、视力下降，严重时可有失明。也可引起窦房结的抑制，导致心律失常、休克，严重时可发生阿一斯综合征，甚至死亡	注射剂：肝、肾功能不全、心脏病患者禁用；孕妇及哺乳期妇女禁用；不宜作肌内注射，尤其在儿童易引起心肌抑制；禁止作静脉推注。片剂：孕妇禁用；肝肾功能不全、心脏病慎用
	阿比多尔	主要有恶心、腹泻、头晕和血清转氨酶升高	对本品过敏者禁用；注意事项尚不明确
抗菌药物治疗	根据医疗机构已有药品目录进行储备		
解热镇痛治疗	根据医疗机构已有药品目录进行储备		

续表

作用	药品名称	不良反应	禁忌与注意事项
糖皮质激素治疗	甲泼尼龙	常见有感染和侵袭、免疫系统异常、内分泌异常、代谢异常、血液系统异常、神经系统异常、眼部异常、胃肠道异常等	全身霉菌感染者禁用；禁止鞘内注射、硬脑膜外给药；避免与其他药物配伍使用
肠道微生态调节剂	根据医疗机构已有药品目录进行储备		
其他消化道症状治疗	根据医疗机构已有药品目录进行储备		
镇咳治疗	根据医疗机构已有药品目录进行储备		
化痰治疗	根据医疗机构已有药品目录进行储备		
平喘治疗	根据医疗机构已有药品目录进行储备		
中成药	藿香正气胶囊（丸、水、口、服液）	可引起恶心、呕吐，皮疹，瘙痒，头晕等	对本品及所含过敏者禁用；服药期间忌烟、酒及辛辣、生冷、油腻食物；服药期间不宜同时服用滋补性中药
	金花清感颗粒	可见恶心、呕吐、腹泻，胃部不适、烧心、纳差等胃肠道不良反应，偶见用药后肝功能异常，心悸或皮疹	对本品过敏者禁用；服药期间忌烟、酒及辛辣、生冷、油腻食物；服药期间不宜同时服用滋补性中药；既往有肝脏病史或服药前肝功能异常者慎用
	连花清瘟胶囊（颗粒）	尚不明确	高血压、心脏病患者慎用
	疏风解毒胶囊	偶见恶心	过敏体质及对本品过敏者禁用；结膜热、疱疹性咽峡炎、妊娠期哺乳期妇女慎用

续表

作用	药品名称	不良反应	禁忌与注意事项
	喜炎平注射液	偶见皮疹、瘙痒、发热、寒战、疼痛、烦躁，罕见呼吸急促、心悸、抽搐等	对本品过敏者禁用；孕妇禁用；1岁以下儿童禁用；禁止与其他药物配伍使用
	血必净注射液	主要有过敏反应：皮肤潮红、皮疹、瘙痒、呼吸困难、心悸、紫绀，注意过敏性休克	孕妇、14岁(含)以下儿童禁用；禁止与其他药物配伍使用；应稀释于0.9%NS100 mL于30～40分钟滴毕
	参附注射液	偶见过敏反应	有严重不良反应病史者禁用；禁止与其他药物配伍使用
	热毒宁注射液	可见头晕、胸闷、口干、腹泻、恶心呕吐、过敏性瘙痒或皮疹等	对本品含有青蒿、金银花、栀子制剂及成份中所列辅料过敏或有严重不良反应病史者禁用；孕妇及哺乳期妇女禁用；禁止与其他药物配伍使用
	痰热清注射液	可出现头晕、胸闷、恶心呕吐、腹泻、口干、发热，罕见心悸、寒战、呼吸困难等，极其罕见过敏性休克	对本品、醇类过敏或过敏体质者禁用；肝肾功能衰竭者禁用；严重肺心病伴有心衰者禁用；孕妇、24个月以下婴幼儿禁用；有表寒证者忌用；禁止与其他药物配伍使用；药液稀释倍数不低于1：10(药液：溶媒)，稀释后药液必须在4小时内使用
	醒脑静注射液	可见皮疹、瘙痒、畏寒、发热、咳嗽、心悸、胸闷、头晕、恶心、腹泻等不良反应	对本品成分及辅料过敏或有严重不良反应病史者禁用；孕妇禁用；禁止与其他药物配伍使用；开启后应立即使用，防止挥发
	参麦注射液	以过敏反应、输液反应为主，严重过敏性反应主要有过敏性休克，呼吸困难	对本品有过敏反应或严重不良反应病史者禁用；过敏体质者禁用；新生儿、婴幼儿禁用；孕妇禁用；有药物过敏史者及家族有过敏史者禁用；禁止使用静脉推注的方法给药；禁止与其他药物配伍使用
	生脉注射液	可引起过敏性皮疹、高热，偶可引起腹胀、腰背剧痛，少数心动过速、窦性停搏、低血压，极少数过敏性休克	孕妇、有严重不良反应病史者禁用。禁止与其他药物配伍使用

十一、新冠肺炎治疗期间药品不良反应监测管理办法

为进一步做好新冠肺炎治疗用药的临床评价，规范不良反应/事件报告和监测，根据《中华人民共和国药品管理法》及《药品不良反应报告和监测管理办法》的有关规定，特制定本管理办法。

（一）成立院区新冠肺炎治疗用药不良反应监测工作领导小组

由医疗院长担任组长，医疗、临床药学负责同志担任副组长，组成人员包括临床药师，各病区主任、护士长、药物不良反应监测员。领导小组下设办公室，办公室挂靠临床药学室，秘书由高年资临床药师兼任。

（二）新冠肺炎治疗用药不良反应监测工作

1. 建立药品不良反应监测三级网络：

在工作领导小组领导下开展全院药品不良反应监测工作。每个病区分别指定一名责任医生和一名责任护士担任不良反应联络员，负责本科室药品不良反应/事件的监测及上报；临床药师负责收集、分析、上报药品不良反应。有关事项可咨询指定的联络员。

2. 药品不良反应上报原则：可疑即报。

3. 药品不良反应上报时限：按时限要求提交。群体不良反应立即上报；新的或严重不良反应在7个日历日内报告，其中死亡病例应立即报告；其他不良反应在30个日历日内报告。存在药品不良反应判断困难时，请示上级医生或反馈给药剂科不良反应监测员。

4. 药品不良反应上报流程：

发现可疑药品不良反应→立即停用可疑药物→给予适当对症治疗→填写药品不良反应监测报表（也可填写电子档报表）→交本科室不良反应监测联络员→拍照或将电子档报表发西院药品不良反应监测微信工作群（群号：协和西院药品不良反应监测群）→药剂科不良反应监测员报省、国家药品不良反应监测中心。

5. 药品不良反应监测分析与预警：

药剂科结合临床实际情况，进行不良反应的上报、主动监测与临床预警，尤其是临床试用药物与临床研究药物的不良反应，有条件情况下积极关注出院患者用药情况、ADR 情况、预后情况等。

（李云程　苏玉永　蔡雪峰）

参考文献

[1] 中国药学会.新型冠状病毒感染：医院药学工作指导与防控策略专家共识（第一版）[R/OL].[2020-02-10]. http://www.cpa.org.cn//? do=info&cid=75169.

[2] 国家卫生健康委办公厅. 新型冠状病毒肺炎诊疗方案（试行第六版）（国卫办医函[2020]145 号）[EB/OL]. [2020-02-18]. http://www. nhc. gov. cn/yzygj/s7653p/202002/ 8334a8326dd94d329df351d7da8aefc2.shtml.

[3] 武汉大学中南医院新型冠状病毒感染的肺炎防治课题组，中国医疗保健国际交流会循证医学分会.新型冠状病毒（2019-nCoV）感染的肺炎诊疗快速建议指南（标准版）[J].解放军医学杂志，45(1)：1-20.

[4] Holshue ML，DeBolt C，Lindquist S，et al. First Case of 2019 Novel Coronavirus in the United States[J]. N Engl J Med，2020. DOI：10.1056/NEJMoa2001191.

[5] 国家药典委员会.中华人民共和国药典临床用药须知（中药成方制剂卷）[M].北京：中国医药科技出版社，2015.

第八章 后勤应急管理规范

一、后勤应急工作组人员组成及职责分工

为进一步加强新冠肺炎防控期间的后勤保障工作，充实后勤保障力量，现成立武汉协和医院（西院）新冠肺炎防控期间后勤应急工作组，由西院后勤人员及本部支援人员组成。

（一）工作机构

工作组组长由西院后勤副院长担任，副组长由后勤部门负责同志担任，形成分工有序、责任明确的组织应急组织机构。

（二）工作职责

1. 工作组在院党委和行政的领导下，完成新冠肺炎疫情防控期间的所有后勤保障任务。

2. 组长负责应急后勤工作的总协调，负责与外地医疗队领队及医院领导联系，负责与省市指挥部物资分配组联系，负责安排应急后勤工作组副组长及成员的工作，确保后勤工作完成。

3. 副组长在组长的领导下开展工作：

（1）物资管理、餐饮洗涤、搬家搬运、车辆调度、消防安全等。

（2）氧气供应、水电运行、卫生保洁、维修改造等，重点要确保氧气供应满足大量吸氧患者以及大批生命支持设备的使用需求。

（3）医疗设备配置及管理维修，负责快速按照病区设备的标准配置补齐设备，尤其是大呼吸机、经鼻高流量氧疗仪、监护仪、除颤器等急救设备。

（4）捐赠物资管理，包括捐赠公告发布、捐赠物资的接收登记拍照，以及物资的转出等，负责物资库志愿者的管理。

（5）安保工作组，负责安排院内安保人员及支援安保队员的工作，负责战时院区内所有通道的管理以及患者的安全管理，协助完成搬运、消防安全管理工作。

二、新冠肺炎疫情期间医院用氧管理办法

新冠肺炎疫情期间，定点医疗机构用氧量大幅提升，为保障其氧气使用的安全，特制定《新冠肺炎疫情期间医院用氧管理办法》。

（一）液氧站管理

1. 液氧站全天24小时安排双人值班，值班人员需持有“特种设备作业人员证”与“特种作业操作证”方能上岗。

2. 值班人员负责液氧站及其输送系统日常操作、调试、维护及运行监控，并每日记录。

3. 液氧站安全管理参照易燃易爆危化品有关规定管理。

4. 值班人员需密切监控供氧压力和用氧量，根据临床实际情况调整供氧压力，建议供氧压力范围：0.55～0.65MPa。

5. 病区在使用需要高压氧气源的医疗设备时（如有创呼吸机、经鼻高流量治疗仪和大无创呼吸机等），建议每个病房不要同时使用超过2台以上此类设备，尽量将此类设备分散在不同的病房使用，以保证氧气压力和流量满足设备正常运行。

6. 后勤办负责液氧站及中心供氧系统的安全与正常运行。

（二）氧气瓶管理

1. 如定点医疗机构具有集中供氧系统，则将氧气瓶作为备用供氧源。

2. 氧气瓶使用部门需保证氧气瓶使用安全。不得靠近明火、热源、油脂；不得撞击、碰撞滑滚，抛甩坠落。使用中如发现漏气，请立即关闭气瓶阀门。

3. 氧气瓶的充装由后勤部门负责，不得私自充装氧气。

4. 氧气瓶使用完后，参照《隔离病区日常清洁消毒制度》第五条处理。

（三）制氧机使用管理

1. 无中心供氧系统设备带的病房，建议使用分子筛式制氧机为患者提供吸氧治疗。制氧机最大制氧量需达到5 L/min，氧浓度需达到90%以上。

2. 使用制氧机时要避开明火，避免发生火情。

3. 使用制氧机时，建议开窗换气，保持病房内空气新鲜。

（四）加强巡视检查

隔离病房用氧期间值班护理人员需加强巡视，防止各种意外发生。

（王　华　张叙天）

三、新冠肺炎定点医院安保管理办法

（一）强化管控，封闭管理

按照甲类传染病收治单位对全院实行封闭管理。

（二）认真核查，凭证通行

对所有进院人员及车辆进行身份核验、询问并登记，协助做好体温检测，确认无疑似症状的，方可通过门禁系统凭有效证件进院，其他人员一律不予放行。

（三）加强巡查，及时报告

加强院区巡排查力度，对院内公共区域可疑人员做到严问、严查、严登记。巡查人员随时利用红外线体温监测仪对可疑人员进行体温检测，如发现体温异常者，立即向后勤办报告。

（四）机动警力，快速补位

成立疫情防控应急处置小分队，实行24小时值班制度，时刻待命，确保发生突发事件时能够迅速、高效、有序地到位处置，及时通报并协助相关部门处理，有效控制疫情蔓延扩散。

（五）严格纪律，强调防护

强调安保人员自身安全防护的工作纪律，严格要求，一般采取一级防护，特殊部位可以按二级防护标准执行。

（六）现场处置，责任追究

疫情防控期间对不符合要求进院的人员及车辆进行劝离，对不听劝阻强行入院的人员及车辆要坚守原则、耐心劝导，必要时联系辖区派出所协助处置。对履职尽责不到位者，依法追究责任。

（朱震宇　曾华松）

四、个人医用防护用品的使用及管理

个人医用防护用品是指用于保护医务人员避免接触感染性因子的各种屏障用品。根据上级卫生管理部门的要求以及协和医院的相关管理规定，新冠肺炎疫情期间对个人医用防护用品的使用及管理做出如下说明：

（一）个人医用防护用品的种类

1. 一次性用品类：医用外科口罩、医用防护口罩（N95），一次性医用检查手套、一次性医用外科手套，一次性隔离衣、一次性手术衣、一次性防护服、一次性帽子、一次性鞋套等。

2. 可消毒用品类：护目镜、防护面屏等。

3. 特殊用品类：正压防护头套等。

（二）个人防护用品使用的标准和说明（表 8-1）

1. 医用外科口罩：国标符合：YY0469-2011 标准，一般在低风险区域的工作人员及外围区域建议使用，代表产品为稳健医疗生产的医用外科口罩，高危区域建议使用绑带式外科口罩，固定性能与安全性能优于挂耳式。

表 8-1 协和医院西院医用防护用品说明

防护用品类别		相应标准要求	厂家 & 型号	使用说明
口罩	医用外科口罩	国标:YY0469-2011 国外:ASTM F2100-1、level 2/3	国内:Winner(稳健医疗)、奥美医疗	1. 低风险区域工作人员使用 2. 患者及家属使用
	医用防护口罩	国标:GB19083-2010	国内:Winner(稳健医疗) 3M:1860 (S)、9132	高风险区域工作人员使用
	N95 口罩	国标:GB19083-2010 美标:NOISH、fluid resistant 欧标:EN149-2001 日标:DS 韩标:KF	国内:奥美医疗、朵丽术 美国:3M 8210 韩国:KF94	1. 低风险区域可以使用,且以下三种情况不能用 (1)近距离接触疑似或确诊病人 (2)进行有可能产生气溶胶的操作,如吸痰、插管等 (3)产生体液喷溅可能的操作 2. 在此类口罩外面叠加外科口罩或防护面屏可短期使用
医用防护服		国标:GB19082-2009 美标:NFPA1999-2008/AAMI PB70-2012(需通过 ASTM F1670 和 F1671 试验) 欧标:EN14126, Type3/4 日标:JIS L1912-1997、JIS T8060/8061/8062	国内:Winner(稳健医疗)、祥森 杜邦 Dupont: Tyvex800J、Tyvex600 Plus、Tyvex500J(发热门诊、预检分诊使用) EINMALIG SICHER:PRO SAFE2+ STEELGEN:1188 B3456 PRO (type3B-6B)(黄色)	1. 无脚套的防护服需同时配置专用长筒鞋套 2. 拉链缝合处需有封条 3. 接收实物后需验证下是否防水 4. 化学防护服需同时符合 EN14126
护目镜/防护面屏		GB14866-2006	3M 1623AF/1621AF GA500	先 1 000 mg/L 的含氯消毒液浸泡 30 分钟,再送消毒供应中心处理
乳胶手套		GB10213-2006 GB7543-2006	一次性使用医用检查手套 一次性使用灭菌外科手套	
一次性手术衣/隔离衣		GB15979-2002		
一次性医用帽		GB15979-2002		

2. 医用防护口罩（N95 口罩）：国标为符合 GB19083-2010 标准，在高风险区域工作人员使用，代表产品有国产的稳健医疗生产的防护口罩（N95）、有美国 3M 公司的 1860 等。

3. N95 口罩：N95 口罩，是 NIOSH（美国国家职业安全卫生研究所）认证的 9 种防颗粒物口罩中的一种。在低风险科室可以使用，国内代表产品有 KN95，还有相应欧标，美标，日标、韩标等标准，如 3M 公司的 8210，韩标的 KF94 等。特别说明一点，带呼吸阀的口罩不建议医学使用。

4. 一次性医用防护服：国标为符合 GB19082-2009 标准，同时也有美标、欧标等相应行业标准。在使用中，无脚套的防护服需同时配置专用长筒鞋套，拉链缝合处需有封条。其他需同时符合 EN14126 标准（传染性细菌防护），具有相关防静电（EN1149-5），防放射性颗粒（EN1073-2），液体和喷雾致密性防护（EN146052005），防固态颗粒物（ENISO13982-1），防轻度化学液体飞溅（EN13034），且级别达到 TYPE4 级及以上。代表产品有国内稳健医疗的一次性医用防护服，国外产品如德国杜邦的 800J，适用于重症监护病房及高危操作，杜邦 600 和杜邦 500，适用于发热门诊及预检区域。

5. 护目镜及防护面屏：要求密闭性强，透光度好，不起雾，佩戴安全牢固，原则上可消毒后反复使用。

6. 一次性医用手套：可分为一次性医用检查手套和一次性医用外科手套。检查手套清洁区使用，隔离区建议使用一次性医用灭菌外科手套，高危操作必要时戴双层。

7. 一次性隔离衣（手术衣）：针对清洁区及外围区域，必要时可穿戴隔离衣或手术衣。

8. 正压防护头套：正压式防护头套，前部设有防雾视窗、后部设有排风口、颈部设颈部固定松紧带，其内部设有头部固定支架，固定支架上设有导气管，导气管与送风装置连接，送风装置装在送风器套内。正压头套具有透湿功能，在呼气、吸气时均保持正压，并能将有毒液体、气体、颗粒物等阻隔在头套外面。一般在 ICU 等重症监护病区、或气管插管操作时使用。

（三）个人医用防护用品的使用范围

作为院为定点危重症新冠肺炎患者救治医院，为保障个人防护用品物尽其用，院感科特针对各个区域制定防护用品的配置要求（表8-2）。

表8-2　新型冠状病毒感染的肺炎防护用品使用（西院）（第二版）

科室	防护物资配置建议
隔离病区清洁区、发热门诊清洁区、放射科医师	一次性工作帽、一次性外科口罩、工作服（白大褂/防护内服）、一次性乳胶手套（必要时）
预检分诊、收费室窗口、门诊药房窗口	一次性工作帽、医用防护口罩（N95）、一次性防渗透隔离衣/防护服、一次性乳胶手套、工作鞋、防水靴套
门诊输液室、进入隔离病区、发热门诊的污染区、放射科技师、放射科登记人员、放射科护士、检验科、接收运送标本人员、病室保洁人员、医疗废物转运人员、疑似患者或确诊患者尸体处理人员等	一次性工作帽、护目镜（防雾型）或防护面屏、医用防护口罩（N95）、一次性防护服、一次性乳胶手套（2双）、工作鞋、防水靴套
为疑似患者或确诊患者实施可能产生气溶胶的操作（如呼吸道取样、气管插管、无创通气、气管切开、心肺复苏、插管前手动通气和支气管镜检查等）	一次性工作帽、医用防护口罩（N95）或动力送风过滤式呼吸器、防护面屏、防护内服或工作服（白大褂）外套一次性医用防护服、一次性乳胶手套（2双）、工作鞋、防水靴套

注意： 1. 护目镜、防护面罩/防护面屏、隔离衣和防护服仅限在隔离区域使用，禁止穿着离开隔离区域！

2. 接收标本及医疗废物的人员不得进入病区。

协和西院院感科

2020年2月17日

（四）验收及发放

1. 新冠肺炎的防护用品，首先确定其货物来源，并做好登记。

2. 对照产品的有关技术要求，进行验收分类，确定产品等级后分区存放，达到临床一线使用标准的，方可使用于临床一线。

3. 临床科室，按科室收治病人数及医护人员配备情况，每天定额发放。原则是既保障临床使用，又杜绝浪费。其中防护服发放参考标准为：病区病人数/25×20×3，举例：某病区有50个病人，防护服发放数量为120件，防护服、医用N95口罩、医用外科口罩按照1∶1∶1比例发放。

（五）消毒与处理

1. 所有使用过的一次性个人医用防护物品，包括医用外科口罩、医用防护口罩（N95），一次性医用检查手套、一次性医用外科手套，一次性隔离衣、一次性手术衣、一次性防护服、一次性帽子、一次性鞋套等，均作为医疗废弃物进行处理。

2. 护目镜的再处理流程

消毒供应中心密闭回收→1 000 mg/L含氯消毒剂浸泡30分钟→常水下清洗、刷洗→单层摆放整齐装入清洗筐→全自动喷淋清洗消毒机专用清洗程序清洗（90度5分钟湿热消毒AO值3000）→检查清洁度→干燥→包装。

3. 防护面屏再处理流程

消毒供应中心密闭回收→1 000 mg/L含氯消毒剂浸泡30分钟→常水下清洗、刷洗→酸性氧化电位水流动水浸泡2分钟→纯水漂洗→检查清洁度→干燥→包装。

4. 正压头套、软管再处理流程

（1）消毒供应中心密闭回收→1 000 mg/L含氯消毒剂浸泡30分钟→常水下清洗、刷洗→酸性氧化电位水流动水浸泡2分钟→纯水漂洗→检查清洁度→干燥→包装。

（2）主机采用1 000 mg/L含氯消毒剂擦拭外表面后静置30分钟，常水擦拭，酸性氧化电位水擦拭后静置2分钟，纯水擦拭，干燥柜干燥后包装。

（王　华　邹　伟　江　莉　张学敏）

五、新冠肺炎疫情期间物资入出库管理制度

新冠肺炎疫情防控期间，物资需求量大，来源路径多，为加强管理，特制定本制度。

（一）分类管理

1. 按物品分类：对防控物资按防护用品、医疗设备、医用耗材、普材、消毒产品、生活物资等进行分类分区管理放置。

2. 按来源分类：按照调拨物资、募捐物资、采购物资进行管理。

（二）验收入库管理

1. 对于上级调拨物资，核对产品信息和数量，签字拍照，验收后入库。

2. 对于募捐的物资，依据物流快递等不同渠道送来的物资，确定货物内容后登记快递单号、品规、数量。开箱验货后拍照留存，办理登记入库。

3. 对于紧急采购的设备及耗材，按临时采购渠道流程，厂家提供相关产品随机器配套使用，同时提供耗材相关资料，交器材科管理人员，登记备案，招标议价。

4. 对于防护类、消毒类产品，对照国家及协和医院相关规定，在院感部门的配合下，进行验收分类，达到临床一线使用标准的，才可用作临床一线使用。

（三）出库管理

1. 物资验收入库后按物品类别分区存放，做好安全管理。

2. 各科室的防护用品，按科室收治病人数及医护人员配备情况，每天定额发放。原则是既保障临床使用，又杜绝浪费和违规使用。

3. 建立各科室、各病区及各楼层防控期间物资管理交流平台，各科专人负责物资的领用和管理，执行负责人签字确认发放制度。

4. 物资的发放原则：以临床为中心，最大限度地满足临床一线科室的使用。

（邹　伟）

六、新冠肺炎疫情期间隔离病区保洁质量督导制度

新冠肺炎疫情以来，病区实行封闭式管理，为隔离病区保洁督导工作增加了难度。保洁质量是院感控制的重要环节，为做好督导，特制定以下制度。

（一）成立保洁质量督导小组

组长由后勤办副主任担任，组员由后勤办、院感办及护理部成员担任，负责抗疫期间的保洁督导工作，重点是隔离病区的保洁质量督导。

（二）按照院感要求确定保洁工作内容与流程

1. 2 名保洁员在清洁区正确穿戴个人防护用品后，进入隔离病区进行物表消毒工作和医疗垃圾清运工作。

2. 保洁员工作着装采取二级防护（穿工作服、防护服、戴医用防护口罩、护目镜/防护面屏，一次性圆帽和手套，必要时戴双层手套，穿鞋套/靴套、工作鞋/胶靴）。

3. 保洁员对物表、地面应定时用 1 000 mg/L 含氯消毒液清洁及消毒，每日 3 次（除护士站、医生办公室、治疗室）。遇污染时及时进行消毒处理；每日及时将住院楼内医疗废弃物及时清运至医疗废弃物暂存间。保洁顺序依次为：洁净区→缓冲区→污染（病）区。

（三）形成现场督导检查制度

1. 病区消毒班每天进入隔离病区对保洁质量进行现场检查，发现问题当场整改，并做好记录。

2. 保洁督导小组成员每周进入隔离病区两次对保洁质量进行抽查，发现问题责成整改，并做好记录。

3. 保洁督导小组定期回访科室护士长，现场询问保洁质量，了解存在的问题及时协调整改，促进保洁质量提高。

（四）进行质控考核

1. 制定《隔离病区保洁质量控制评分表》（表 8-3）。

2. 每周一次对隔离病区全覆盖发放，由病区护士长、消毒班、院感工作人员进行客观评分，评分结果与物业公司考核直接挂钩。

3. 严格疫情期间对物业工作人员出勤考核，对隔离病区保洁员做到相对固定，确保污染区保洁工作质量。

表 8-3 隔离病区保洁质量控制评分表（试行）

质量评分标准	分值	扣分原因	得分
1. 严格遵守院感办制定的各项规章制度，定期培训	10		
2. 保洁员进入病区穿着有效二级防护，离开病区将防护用品密封包装投入医疗废弃桶内	10		
3. 保洁员在病区每日及时用 1 000 mg/L 含氯消毒液进行物表消毒工作	10		
4. 保洁员在病区内每日及时用 1 000 mg/L 含氯消毒液进行地面消毒工作	10		
5. 保洁员对病区内所产生的医疗废弃物每日按照规定及时清理、转运	10		
6. 病区所产生的医疗废弃物的分类，包装、转运和登记应按医疗废弃物管理条例执行	10		
7. 保洁员能及时响应科室紧急消杀、保洁需求	10		
8. 保洁员应全力配合病区消毒班护士完成病区内清洁消毒工作，每日所完成工作内容与存在问题及时向保洁领班与病区护士长反馈	10		
9. 保洁员应遵守《院感防控相关工作纪律》，每日进行体温检测，不集中就餐，如出现不适及时上报后勤办、院感科和公卫科	10		
10. 严格按照病区护士长和物业领班安排，不得私自外出、进出非工作区，如遇困难、特殊情况及时上报	10		

检查日期：　　　　　　检查者：　　　　　　得　分：

（王　华　韩　扬）

七、新冠肺炎疫情期间住院楼供餐说明

依照甲类传染病有关规定，食堂为住院患者、在院职工实行送餐制，其中住院楼送餐制度，依照我院《新冠肺炎疫情期间院感防

控相关工作纪律》的规定制定以下办法：

（一）送餐路线与交接

1. 同层东区有清洁区的病区，即4F，5F，8F，9F，10F，14F，15F，送餐员从住院部东侧医务人员通道进入，将各病区的职工餐、患者餐送至该病区所对应的清洁区楼层，与各病区工作人员在清洁区进行接收，交接单由收餐护士签名（送达时间及份数）。

2. 同层东区无清洁区的病区，即6F，7F，11F，12F，13F，送餐员从住院部中部专用8号电梯进行送餐，将各病区的患者餐送至该病区所对应楼层的中部大厅，并电话联系对应护士站。各病区工作人员前往中部大厅，自行接收，送餐员在交接单上做好时间和份数的登记。

（二）送餐时间

早餐：6:20—7:00；

午餐：10:10—11:30；

晚餐：16:30—17:30。

各科室接收到患者餐后，应在半小时内送至病房，保证患者餐饮质量。

（三）订餐模式

以科室为单位，订餐员实时与科室联系（微信、座机），统计需求、避免浪费。

（四）营养配餐

1. 每日午餐、晚餐有流质、半流质餐品（鸡蛋羹、小米粥等）向进食困难患者提供，科室订餐需做补充说明。

2. 患者因病情有特殊餐饮需求，如低盐餐、低糖餐，病区可提前预约。

（王　华　杨　光）

八、新冠肺炎疫情期间洗手衣（裤）的管理规定

洗手衣（裤）本为手术时使用，因新冠肺炎疫情期间全院进舱的医护人员均有需求，需求量大幅度提升，为加强管理，保障合理使用，特制定管理规定如下：

1. 需送洗的洗手衣（裤）在东侧对应休息区脱下，临床科室以符合疫情期间防控规范的方式打包，置于东侧货梯。

2. 洗手衣（裤）装袋时需标注科室楼层、护士长姓名、送洗数量（套）。

3. 轮换库收洗人员每日从东侧15楼向下，逐层收取临床科室送出的洗手衣（裤），同时登记并拍照，记录各科送出的数量。每日8：00、11：00收取两趟，以保障科室周转，科室逾期未整理好的数量记录在次日。

4. 轮换库收取完毕后，将各科室送出的洗手衣（裤）数量汇总制表，交供应室，次日洗净消毒后送供应室灭菌，供应室在每日下午完成灭菌后，依照前日送洗数量向科室发放洁净洗手衣（裤）。

5. 供应室将洁净的洗手衣（裤）发放给有记录的科室后，等分余量给未按要求标记数量的科室，多楼层共用休息区的科室以护士长姓名为发放依据，以免混淆。

6. 洗手衣（裤）为紧缺物资，不进舱的情况下，禁止挪用，禁止带出科室及院外作其他用途，后勤办及护理部联合监管，经发现挪用将予以通报。

7. 临床科室有应急需求时，可联系后勤办，以科室名义登记领取T恤、裤子等成套衣裤以应对突发情况。应急衣裤为常织物，无法送机洗，当应急结束后可自行手洗留在科室，以备后续不时之需。

（王　华　杨　光）